现代胸外科手术出血防范与控制

XIANDAI XIONGWAIKE SHOUSHU
CHUXUE FANGFAN YU KONGZHI

苏志勇　主编

副主编　李　辉　李　鲁　李剑锋　刘宝东
　　　　石　彬　张志泰　张　毅

U0336998

内蒙古出版集团
内蒙古科学技术出版社

图书在版编目(CIP)数据

现代胸外科手术出血防范与控制／苏志勇主编. —
赤峰：内蒙古科学技术出版社，2012.10
ISBN 978 - 7 - 5380 - 2199 - 8

Ⅰ.①现…　Ⅱ.①苏…　Ⅲ.①胸部外科手术—并发症
—出血—防治　Ⅳ.①R655.06

中国版本图书馆 CIP 数据核字(2012)第 241396 号

出版发行：内 蒙 古 出 版 集 团
　　　　　内蒙古科学技术出版社
地　　址：赤峰市红山区哈达街南一段 4 号
网　　址：www.nm - kj.com
邮　　编：024000
电　　话：(0476)8226867　8224848
责任编辑：刘　冲
封面设计：永　胜
印　　刷：赤峰彩世印刷有限责任公司
字　　数：215 千
开　　本：787×1092　1/16
印　　张：11.25
版　　次：2012 年 10 月第 1 版
印　　次：2012 年 10 月第 1 次印刷
定　　价：180.00 元

编 委 会

主　编　苏志勇
副主编　（按拼音排序）

　　　　李　辉　李　鲁　李剑锋　刘宝东
　　　　石　彬　张志泰　张　毅

编者简介

主　编　苏志勇,主任医师,硕士生导师。内蒙古赤峰学院附属医院胸外科主任,卫生部胸外科内镜与微创技术全国考评委员会常务理事、中国医师协会内镜医师分会常务理事、世界内镜医师协会中国协会常务理事、中国创伤外科专家委员会委员、中国医师协会胸外科胸部创伤专家委员会委员。国内外首创了《全胸腔镜下肋骨骨折骨钉骨板胸腔内植入固定技术》及《保留肺叶的重度肺裂伤缝合技术》并获8项国家发明专利。

副主编(按姓氏拼音排序)

李　辉　李剑锋　李　鲁　刘宝东　石　彬　张志泰　张　毅

编者简介(按姓氏拼音排序)

李　辉　主任医师、教授、博士生导师。首都医科大学附属北京朝阳医院胸外科主任。曾主编《食管功能障碍性疾病》、《现代食管外科学》、《现代胸外科急症学》、《肺癌外科诊疗临床关键技术》等五部论著,近年率先在国内开展胸腹腔镜食管切除+胃食管胸腔内吻合术,为国内领先水平。在国内外杂志发表论文70余篇,出版专著五部。担任多家专业杂志编委。

李剑锋　北京大学人民医院胸外科博士,主任医师,2010年美国明尼苏达州Mayo Clinic访问学者。发表核心期刊论著12篇,SCI论著2篇。参与编写《现代胸腔镜外科学》、《实用胸部外科学》等专著8部。现任中华医学会胸心血管外科分会食管疾病学组委员、北京医学会胸外科专业委员会青年委员会副主任委员、世界华人胸腔外科学会理事。

李　鲁　解放军306医院心胸外科主任,全军胸心血管外科委员会委员,中国内镜与微创专业技术考评委员会胸外科内镜与微创专业委员会理事。

刘宝东　医学博士,首都医科大学宣武医院胸外科主任医师。国际肺癌研究协会委员,首都医科大学肿瘤学系肺癌学组委员,国家自然科学基金项目评议人,北京市科委生物医药和医疗卫生领域评审专家。

石　彬　中日友好医院胸外科主任医师。现任中国内镜医师分会胸外科内镜与微创专业委员会常务理事兼总干事,全国内镜与微创专业技术考评委员会胸外科专业委员会常委兼秘书长,北京医学会胸外科专业委员会委员兼副秘书长,中华心胸血管外科学会食管疾病学组及北京医学会胸外科专业委员会食管癌学组委员。

张志泰　教授,主任医师,博士生导师。首都医科大学附属安贞医院胸外科主任,享受国务院政府特殊津贴,多次获卫生部、北京市各级科技进步奖。出版专著多部,担任多家专业杂志编委。

张　毅　主任医师,副教授,硕士生导师。首都医科大学肺癌诊疗中心副主任、首都医科大学宣武医院胸外科副主任。目前担任中国医师协会内镜医师分会胸外科内镜与微创专业委员会理事,中华医学会胸心血管外科分会青年委员、北京医学会胸外科学分会青委会主任委员、北京医学会胸外科学分会纵隔学组委员、北京医师协会胸外科专科医师分会常务理事。

前　言

胸外科医生在手术操作成长过程中,特别是独立开展手术后,往往对术中血管意外出血的处理讳莫如深,甚至充满恐惧。胸外科医师一生都要和出入心脏的大血管打交道,如履薄冰的操作,挑战着生命的禁区,同生死的博弈中考验着自我的心理承受力,手术过程与其说是操作过程不如说是战胜自己内心恐惧自我完善的心路体验。几次大出血的经历往往让手术医生备受挫折,甚至丧失自信力而一蹶不振,这也是基层医院胸外科常常发展不起来的重要因素。笔者曾遇到一位干了近十年的胸外科医生,独立开展了几年手术,几次出血的经历,令他常常恶梦绵延,梦中止血,最后遗憾地离开了胸外科转到内科,留下了"胸科、胸科、凶多吉少"的慨叹!而成为优秀的胸外科医生无不是"浴血奋战"并历经同样的心路过程,最后凭借良好的心理素质,加上娴熟的血管意外处理技巧而成长起来!特别是近几年电视胸腔镜技术的日臻成熟,传统的开胸手术改为经孔洞完成的匙孔手术,为确保患者的安全,对手术止血提出了更高更严的要求。开展胸腔镜手术的必备条件是丰富的开胸手术经验与熟练的腔镜技术相结合,能常规开胸手术的胸科医生在涉足胸腔镜手术前,对腔镜下能否安全止血是存在程度不同的担心或恐惧的。镜下对出血的控制力,往往决定能完成什么样的手术及中转开胸率,从开放手术止血到微创手术止血,既是一种技术传承,某种程度上又是一个现代胸外科医生职业生涯的必修课,只有充分掌握出血控制技巧才能做到:未雨绸缪,"未出茅庐而定三分天下"!

多年来一直有编写一部关于"如何处理预防血管意外"书籍的愿望以供初学者借鉴学习,但远居乡隅,仅凭一己之力,一家之言,难于荟萃百家,为此邀请了国内知名的胸外科教授参与编写此书。书中重点以手术解剖的血管为脉络,结合血管变异及罕见疾病情况,对如何防范血管意外出血及特殊情况的处理做了详尽描述。他们把多年积累的精妙操作手法和技巧付诸文字,也是本书的精髓所在!在此对编写此书的各位教授所付出的心血表示深深地感谢!本书最后章节附录收录了笔者的原创术式——胸腔镜下骨钉骨板内植入技术及8项技术专利供读者褒贬!其中包含了外伤骨折的腔镜下止血及手术操作,目前从技术角度在选择性肋骨骨折病例中应用是完全可行的,但还需医生和厂家共同参与进一步完善。由于水平有限,本书的编辑过程难免有错误纰漏,望读者批评斧正!

苏志勇

2012 年 7 月

目　　录

第一章　胸壁肿瘤出血防范及控制技术

胸壁肿瘤（Chest wall tumors）是指发生在胸廓深层组织的肿瘤，包括骨骼、骨膜、肌肉、血管、神经等组织的肿瘤，但不包括皮肤、皮下组织及乳腺肿瘤。胸壁肿瘤分原发性和继发性两大类。原发性肿瘤又分为良性和恶性两种。原发性良性肿瘤有脂肪瘤、纤维瘤、神经纤维瘤、神经鞘瘤、骨纤维结构不良、骨纤维瘤、软骨瘤、骨软骨瘤及骨囊肿等；原发性恶性肿瘤有纤维肉瘤、神经纤维肉瘤、血管肉瘤、横纹肌肉瘤、软骨肉瘤、骨肉瘤、Ewing 肉瘤、骨软骨肉瘤、骨髓瘤及恶性骨巨细胞瘤等。继发性胸壁肿瘤几乎都是由其他部位的恶性肿瘤转移而来，常造成肋骨的局部破坏或病理性骨折，引起疼痛，但局部肿块多不明显。

胸壁肿瘤的临床表现取决于肿瘤的部位、大小、生长速度、与邻近器官的关系及压迫程度等。最常见的症状是局部疼痛和胸壁肿块。肿块生长缓慢、无痛、边界清楚者多为良性，有严重持续性局部疼痛、肿瘤生长速度快、边界不清、表面有扩张血管者多为恶性或良性肿瘤有恶性变的征兆，肿瘤生长速度过快可发生瘤体内坏死，形成溃疡或出血。发生于特殊部位的肿瘤可引起相应的症状，如肿瘤压迫和侵及肋间神经、臂丛神经及交感神经时，除有神经疼痛外，还有肢体麻木或 Horner 综合征，有的可发生病理性骨折。晚期的恶性肿瘤可有远处转移。瘤体主要向胸腔生长时，可产生呼吸困难、刺激性咳嗽和胸腔积液或血性胸水等症状。

胸壁肿瘤的诊断较为容易，但在诊断中应尽可能明确，肿瘤是起源于胸壁还是胸内肿瘤侵犯胸壁，是良性肿瘤还是恶性肿瘤，是原发性还是转移性肿瘤。病史、症状、体检和肿瘤的特点是胸壁肿瘤的主要诊断依据。实验室检查对某些肿瘤有诊断意义，如肋骨骨髓瘤病人尿中 Bence－Jones 蛋白阳性，而广泛骨质破坏的恶性肿瘤血清碱性磷酸酶升高。X 线检查可见有肋骨或胸骨部分侵蚀或破坏征象。CT 扫描可清晰显示肿瘤部位、形态、大小、范围及有无转移，测定 CT 值可判断肿瘤密度，对诊断有较大帮助。超声检查可探查到实性回声区，回声类型因肿瘤特性而异。而 MRI 不仅能够区分肿瘤的良恶性，还可以判断神经血管是否受侵，在不同的层面观察肿瘤范围。必要时可行穿刺或切除部分组织活检明确诊断，但活检最好与手术治疗一同进行。

只要患者身体条件允许，无论胸壁的良恶性肿瘤，排除恶性胸壁肿瘤远处转移时均应手术切除。胸壁单发转移性肿瘤，如果原发灶已经切除，也可考虑手术。胸壁肿瘤的手术原则是：①胸壁良性肿瘤可行肿瘤局部切除，但某些具有易复发及恶性倾向的良性肿瘤（如纤维瘤、软骨瘤、骨软骨瘤、骨巨细胞瘤等）应适当扩大切除范围，除切除病变肋骨外，尚应切除上下各一根正常肋骨。②胸壁原发性恶性肿瘤手术原则是彻底切除肿瘤，并行胸壁重建。胸壁恶性肿瘤必须行广泛的胸壁大块组织切除,对肋骨的恶性肿瘤应包括肌层、病肋及上下各一根正常肋骨及肋间肌、壁层胸膜整块组织切除,切除范围应超过肿瘤边缘5cm(图1-1),并行局部淋巴结清扫。如肿瘤已侵及肺,应同时行肺切除。③胸壁缺损面积小于6cm×6cm,特别是后胸壁,由于外表由较厚肌层保护,可以不需要重建。较大面积的缺损,特别是位于前外侧胸壁,需要胸壁重建。胸壁重建的基本原则是闭合胸膜腔及维持胸壁的稳定。皮肤及软组织缺损可用带蒂肌皮瓣或乳房组织填充,骨性缺损可用自身肋骨,也可用不锈钢丝、钽合金条等作支撑。目前多主张用人工合成材料,如 Marlex 网、Prolene 网、Dacron 布、涤纶布、骨水泥、不锈钢板、钛合金不锈钢片、钢丝、医用有机玻璃等。涤纶网等修补(图1-2),这类材料组织相容性好,并具有较好的支持效果,是目前修补胸壁缺损应用较多的材料。恶性胸壁肿瘤手术切除后,应联合放射治疗及化疗,以期提高治疗效果。影响预后的因素有:肿瘤的分期(Enneking 分期)、组织学分级、肿瘤大小、病变的深度。

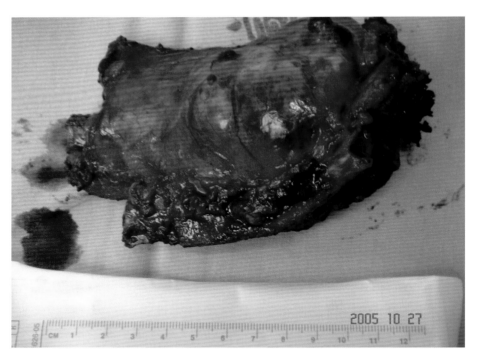

图1-1

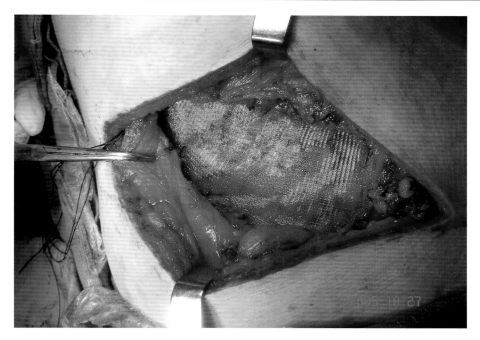

图 1 - 2

一、术前出血评估和准备

胸壁良性肿瘤采用肿瘤局部切除术,由于肿瘤比较小,切除范围不大,因此术前无需特殊准备。而对于需要广泛切除的胸壁肿瘤,术前需要作好胸壁切除范围的评估,以便做好胸壁重建的材料准备。针对生长迅速的恶性肿瘤,最好根据病理学类型选择放疗或者化疗,控制肿瘤的生长。针对肿瘤血管丰富、靠近或者临近重要血管的胸壁肿瘤,术前最好进行血管造影检查,明确肿瘤血管来源以及重要血管走行,以便术中控制肿瘤、营养血管支和保护重要血管。针对受累的重要血管,术前要准备好人工血管,以备术中可能进行的人工血管置换手术。

二、麻醉特殊要求

良性及较小的胸壁肿瘤可采用局麻加强化。较大的肿瘤或者需要行胸壁大块组织切除的患者采用双腔气管插管静脉复合麻醉。大多数患者能够适应麻醉的高风险(即美国麻醉医师学会体力状况分级 ASA3 级),需要同时进行肺切除者肺功能要良好。对术后疼痛的处理需要进行肋间神经冷冻止痛或者实施硬膜外麻醉。对于经过术前放疗或化疗的患者,由于他们对高氧浓度敏感,应保持最低限度的吸入氧浓度。一般认为,维持单肺通气中氧饱和度在 86% ~ 90% 是比较适宜的。减少液体补给量,以减少术后复张性肺水肿。建议常规设立桡动脉插管,除非患者身体特别健康或预计操作特别顺利。预计出血量大,可设中心静脉插管。

在手术开始前即可夹闭双腔气管插管的管腔,以预留使肺萎陷的时间;在患者体位改变后应用纤维气管镜确定气管插管的合适位置,并吸引术侧肺使其尽快萎陷。

三、解剖学要点

胸壁是以骨性胸廓为支架,覆盖和充填着皮肤、皮下组织、肌肉和壁层胸膜等软组织。骨性胸廓是由 1 个胸骨和 12 对肋骨及肋软骨、12 个胸椎借骨连结组成。胸壁主要分为胸骨部和肋骨部。胸骨部的骨性结构即胸骨,位于胸壁前正中,由胸骨柄、胸骨体和剑突组成,其两侧分别与锁骨及上 7 对肋软骨连接,胸廓内动脉距胸骨边缘约 1.25cm。肋骨部的骨性结构即肋骨,3 ~ 9 肋形状相似,前端与肋软骨连接,下缘后侧有肋沟,肋间血管和神经走行其间。后部弯曲称为肋角。后端分小头、肋颈及肋结节。第 1 肋骨扁宽而短,水平面弯曲度大,上缘有中斜角肌附着,下及外缘有肋间肌附着,内缘中间部位的斜角肌结节是重要的解剖学标志,附着前斜角肌筋腱束,难以钝性剥离,其前后分别为锁骨下静脉和动脉。第 1 肋骨与锁骨下血管关系密切,在行第 1 肋骨切除时一旦损伤该血管,极难止血。

胸大小肌由臂丛神经来源的胸内、外侧神经支配,营养血管来自胸肩峰动脉;前锯肌由臂丛神经来源的胸长神经支配,营养血管来自肩胛下动脉前锯支和胸长动脉;背阔肌由胸背神经支配,营养血管来自肩胛下动脉的胸背动脉分支;肋间肌由肋间神经支配,营养血管来自肋间动脉(最上 2 支动脉来自锁骨下动脉的最上肋间动脉,另 10 对来自胸主动脉)。

四、手术中出血控制技术

手术切口选择和分离瘤体的层次是决定能否顺利切除肿瘤的关键,同时也是保护其他重要器官、减少术中失血、缩短手术时间和防止术后严重并发症的关键,有时甚至需要采取非常规手术切口。当胸壁肿瘤未侵及皮肤和浅层肌肉时,沿瘤体长径作切口;而对侵犯皮肤和浅层肌肉的胸壁肿瘤,应在瘤体边缘外 3 ~ 4cm 作梭形切口,切除受累的皮肤和浅层肌肉。显露瘤体,如果是良性肿瘤,仅作瘤体组织或侵犯的肋骨切除;如果是恶性肿瘤,应距肿瘤边缘 4 ~ 5cm 的正常肋间切开,伸入手指探查胸腔内肿瘤的范围,以便决定作广泛或扩大局部切除的范围。由于切除范围直接影响原发性胸壁恶性肿瘤的长期生存,因此不应因切除范围过大,术后无法关闭胸腔,而放弃扩大局部切除肿瘤的原则。胸壁恶性肿瘤的切除范围应超过肿瘤边缘 5cm,上下应包括正常的一段肋骨及骨膜,受累的浅肌层、肋间组织及其血管神经、壁层胸膜以及区域引流淋巴结,如病变已侵犯肺,可进行肺切除。胸骨的部分或全部切除不会严重影响胸廓的整体性,两侧肋骨也不会因此而浮动或移位,必要时胸骨可连同两侧锁骨头一并切除。肿瘤切除后胸壁缺损较小时,拉拢缝合两侧的肌肉,再缝合皮下组织和皮肤;胸壁缺损较大时,需进行胸壁重建。术中应注意严密止血及加压包扎,并置引流管。

术中注意事项:止血要彻底,胸部手术创口大,加之肿瘤侧支循环丰富,极易发生难止的出血及渗血，对此，解剖要清楚，止血要耐心，尽可能的减少失血量。

术中出血的来源及控制方法：

1. 在遇到肿瘤分离困难、出血多时应仔细检查分离肿瘤的层次是否正确，手术时应遵循先易后难的原则，往往容易分离的部分得以充分分离后，难分离切除的部分也变得易分离切除了。肿瘤深层血管应予以结扎，否则血管可能回缩到深肌层或胸腔内而导致大出血。

2. 骨膜下分离肋骨时可有持续性出血，此时应迅速将肋骨与骨膜床分离以制止出血。肋骨切除后，肋骨床的渗血可明显好转，撕裂的肋间血管因失去张力，出血减少，此时应仔细寻找血管，电灼及缝扎。

3. 胸壁上部的肿瘤切除在技术上较困难，此部位肿瘤容易侵犯锁骨下血管和臂丛神经，增加了切除难度。必要时可以切除部分锁骨以显露前胸壁肿瘤。胸壁后上方的肿瘤可按照胸壁成形术的方法将其切除，有时也可以经前外侧第3肋间切口进胸，切断第2、3肋骨。在切除第1肋骨时，无论采用后外侧切口还是腋下切口，由于暴露不良，均需先切除第2肋骨，然后才能暴露第1肋骨。第2肋骨中部外缘有肋骨粗隆，附着前锯肌，需贴肋骨剪断，并压迫止血。找到第1肋骨，剪断或推开中斜角肌，找到斜角肌结节，游离肋骨内缘，左手保护血管，剪断前斜角肌筋腱束，此时锁骨下血管脱离第1肋骨，损伤血管的危险才算解除。

五、手术后特殊处理要点

胸壁大块组织切除和胸壁重建术后最常见的并发症有呼吸道感染和手术区积液感染。呼吸道感染的原因包括胸壁完整性及弹性遭到破坏，切口疼痛使患者咳痰困难，高龄或者合并有基础肺部疾病等，最后可能引起呼吸衰竭。因此术后注意局部胸壁包扎固定，强化呼吸道管理，止痛和使用抗生素等。针对手术区积液及感染，术中需要注意无菌操作、仔细止血，除放置胸腔闭式引流以外，还应在人工材料浅面与胸壁之间放置引流管，术后间断或持续负压引流和加压包扎，必要时呼吸机正压通气，术后3～4周胸廓逐渐稳定。一旦感染需要充分引流。

（刘宝东）

第二章 胸膜肿瘤出血防范及控制技术

在胸膜疾病中,胸膜肿瘤(pleural tumors)约占50%。胸膜肿瘤分为原发性和转移性两大类。原发性胸膜肿瘤较为少见,其中胸膜间皮瘤占80%,近年来其发病率有上升趋势。其他更少见的胸膜肿瘤有脂肪瘤、上皮样血管内皮瘤、滑膜肉瘤、孤立性纤维瘤、胸膜钙化瘤,但这些肿瘤大多数是起源于胸膜下组织而不是胸膜本身。转移性约占胸膜肿瘤的95%,常见的有肺癌、乳腺癌、胃癌、胰腺癌及恶性子宫肿瘤胸膜转移。转移性胸膜肿瘤常引起渗出性恶性胸腔积液,提示病人已有全身转移性疾病,预后极差。

胸膜肿瘤的主要症状包括咳嗽、胸痛、呼吸困难、发热、低血糖等;其他症状,如体重减轻、全身不适和厌食等,较少见。体征可能有胸腔积液、杵状指、胸壁肿块和局部侵犯体征(如上腔静脉综合征、食管受压等)。胸膜肿瘤常有渗出,产生胸腔积液,但有些肿瘤没有渗出或弥漫性胸膜增厚。三种胸膜转移性恶性肿瘤引起的恶性胸腔积液约占全部恶性胸腔积液病例的75%,其中肺癌占30%,乳腺癌占25%,淋巴瘤占20%。有6%恶性胸腔积液的病人从未找到原发癌。

胸部X线表现为,胸膜增厚、结节、肿块、局部肋骨溶骨性破坏以及大量胸腔积液。胸部CT不仅可以看到胸腔积液、胸膜增厚和胸膜肿块等非特异性改变,还可以提供胸膜表面、膈肌和纵隔淋巴结的病变情况。同时CT还可引导穿刺,但是在区分良性弥漫性胸膜增厚和恶性胸膜间皮瘤上有一定的局限性。MRI不作为常规检查,但由于其对软组织分辨率高,尤其对胸膜下脂肪敏感,因此在术前评估、诊断、分期以及疗效评价中应用价值大。正电子发射计算机断层显像技术(PET)能确定纵隔淋巴结转移以及远处未知的转移灶,对良、恶性间皮瘤的鉴别、分期有独特作用。目前研究较多的用于诊断恶性胸膜间皮瘤的血清标志物有可溶性间皮相关蛋白(soluble mesothelin related proteins,SMRP)和骨桥蛋白(osteopontin)。细胞或病理学检查包括穿刺活检或者胸腔镜活检。胸腔积液细胞学检查对诊断恶性胸腔积液的准确度为40% ~ 87%,有许多因素可影响细胞学检查:①如果胸腔积液不是由于恶性肿瘤转移至胸膜所致,而是继发于其他疾病,例如充血性心衰、肺栓塞、肺炎或低蛋白血症,则胸腔积液的细胞学检查不会是阳性。②原发肿瘤的性质决定胸腔积液检查的结果,例如肺鳞状上皮细胞癌所引起的胸腔积液,通常由于支气管梗阻或淋巴管堵塞,胸腔积液细胞学检查多为阴性;淋巴瘤病人的细胞学检查有75%阳性,而霍奇金病只有25%为阳性。胸腔积液细胞学检查的阳性率腺癌较肉瘤高。③采送的标本愈多,阳性结果的百分率愈高。④如胸腔积液的细胞块和胸腔积液残渣都送作检查,则其阳性率较只有一种为高。⑤阳性诊断的百分比与实验室技术员操作技巧有关。胸腔镜活检不仅能窥视整个胸腔,直接观察病变大小、分布以及周围脏器的侵犯情况,还可以获取足够标本,进而有利于诊断和分期,且操作相对简单、创伤小、依从性好,因此是目前诊断胸腔积液的最佳方法。

胸膜间皮瘤是发生于胸膜间皮细胞的一种罕见肿瘤,可发生于脏层胸膜和壁层胸膜的任何部分,其中80%发生于脏层胸膜,20%发生于壁层胸膜。分良性与恶性两种,且可为局限和弥漫两型,前者良性居多,少数为恶性,后者则均为恶性。局限型胸膜间皮瘤在过去诊断较多,但是目前该类型诊断为孤立性纤维瘤,因为不论是免疫组化还是形态结构上均不表现为向内皮细胞分化的特点,它的原始细胞标记物 CD34 阳性。其与间皮瘤是不同的类型,而且与石棉暴露无关。可以手术切除,但术后可复发且有恶性变的可能性。存活时间与完全切除有关,必要时进行胸膜、肺及胸壁广泛切除。如肿瘤不能完整切除,应进行放疗,包括放射性^{125}I 粒子植入。恶性胸膜间皮瘤常见于 40～60 岁,男女比例世界各地相差很大,近几十年来发病率有上升趋势。恶性胸膜间皮瘤可发生于胸腔的任何部位,表现为胸膜表面多发扁平结节,以胸腔下部多见。脏层胸膜表面的肿瘤覆盖肺、心包表面;壁层胸膜表面的肿瘤可侵犯胸壁,通过膈肌侵犯腹腔。临床证实胸膜间皮瘤的发病与石棉关系最密切,且与石棉接触时间及接触量均有密切关系,从接触石棉到出现肿瘤症状,其间可以长达 30～40 年,最长达 63 年。一般发病年龄较大,以男性多见,多有胸腔积液。主要症状为剧烈持续性胸痛,进行性加重,这是因为肿瘤在胸壁生长,刺激肋间神经而致。一般镇痛药不能缓解。随着病情进展,病人可出现气短、咳嗽和消瘦,并有大量黏稠的胸腔积液,与转移性胸膜肿瘤不同之处为后者的胸腔积液多为血性,胸膜间皮瘤的胸腔积液特别黏稠,胸腔积液中含有由间皮细胞分泌的大量透明质酸。胸腔积液黄色,亦可呈血性,增长迅速,胸腔积液中找到瘤细胞的阳性率较低,但大量间皮细胞或异常间皮细胞的存在对本病诊断有参考价值。确诊依靠胸膜活体组织病理检查。胸腔镜和胸膜穿刺活体组织检查的开展,提高了本病诊断率。恶性胸膜间皮瘤在镜下的组织形态多种多样,WHO 将其分为上皮型、肉瘤型和混合型,这也是目前应用最为广泛的病理分型。对于老年患者的胸腔积液,特别是有血性胸腔积液,或非血性胸腔积液但胸腔积液增长迅速者,不应轻易作结核性胸膜炎的诊断,而应作进一步检查,以便确诊。恶性弥漫性胸膜间皮瘤预后极差,自然生存期不到 1 年,目前尚无有效的根治方法。外科手术的目的是切除肿瘤、缓解呼吸困难、增加辅助治疗措施的疗效。近年来,一些学者从不同途径寻求延长生存时间、改善生存质量的手段,并取得了一定进展,如培美曲塞与顺铂联合化疗已经被美国 FDA 批准作为恶性胸膜间皮瘤的一线化疗方案。

一、术前出血评估和准备

手术治疗胸膜间皮瘤可以分为根治性、减瘤或者减状手术三种。

根治性手术一般指胸膜全肺切除术。对于国际间皮瘤学会(IMIG)TNM 分期的 Ⅰ～Ⅱ期病人,胸膜全肺切除术可以完整切除肿瘤。胸膜全肺切除术要求术中将整个一侧胸膜腔及其内的全部器官,包括整块切除壁层胸膜、肺组织、心包、半侧膈胸膜、纵隔胸膜并行纵隔淋巴结清扫,重建膈肌。该手术能够完整切除肿瘤,清扫纵隔淋巴结,有潜在根治效果。手术切除半侧肺组织,有利于术后辅助放疗,并控制局部复发。早年,胸膜全肺切除术的围手术期死亡率高达30%。近年来,一些有经验的医疗中心严格选择病例,死亡率已经下降到5%以下。主要死亡原因为呼吸衰竭、心肌梗死和肺栓塞。术后并发症的发生率为25%~50%。24%患者术后发生室上性心律失常;术后可以发生肺炎;支气管胸膜瘘的发生率可以高达10%~20%,主要发生在右侧。胸膜全肺切除术后中位生存时间为9~19个月,2年和5年生存率分别为30%~40%和5%~15%。

减瘤手术一般采用胸膜切除或剥除术。胸膜切除或剥除术为开胸切除壁层胸膜,包括纵隔胸膜、心包、膈胸膜或部分膈肌、剥除患肺脏层胸膜。相比胸膜全肺切除术而言,该术式因保留肺组织,对生理功能的影响明显减轻,患者易于耐受。胸膜剥脱术要求术中尽可能切除或剥脱全部脏、壁层胸膜而保留肺组织。由于手术创伤和手术难度相对较小,病人的适应性和耐受性较好,在临床获得了广泛应用,围手术期病死率为1.5%~5.4%。但其在肿瘤细胞减灭程度上有局限性,尤其当肿瘤侵犯叶间裂等部位时,而且术后放疗时为保护正常肺组织而使放疗剂量的增加受到限制。

减状手术一般指胸膜固定术,采用滑石粉施行胸膜固定术控制胸腔积液优于安慰剂或者其他组织硬化剂,而通过胸腔镜行胸膜固定术更优于传统术式。

胸膜良性肿瘤采用肿瘤局部切除术,由于肿瘤比较小,切除范围不大,因此术前无需特殊准备。胸腔镜胸膜固定术一般只进行胸膜活检、胸膜固定术,因此术前也无需特殊准备。而对于需要广泛切除的胸膜全肺切除术,术前需要作好切除范围的评估,针对肿瘤血管丰富、靠近或者临近重要血管的胸膜肿瘤,术前最好进行血管造影检查,除外重要血管受累的情况,并便于术中控制肿瘤营养血管支和保护重要血管。胸膜切除或剥除对靠近或者临近重要血管的胸膜肿瘤,术前最好进行血管造影检查,除外重要血管受累的情况,并便于术中控制肿瘤营养血管支和保护重要血管;肺表面胸膜肿瘤的胸膜剥脱应避免过多地损伤肺组织。由于胸膜切除或剥脱过程中渗血多,术前要配血。

二、麻醉特殊要求

胸膜肿瘤需要行胸膜全肺切除术、胸膜切除或剥除术、电视胸腔镜胸膜固定术等的患者采用双腔气管插管静脉复合麻醉。大多数患者能够适合麻醉的高风险(即美国麻醉医师学会体力状况分级 ASA3 级),需要同时进行肺切除者肺功能要良好。对术后疼痛的处理需要进行肋间神经冷冻止痛或者实施硬膜外麻醉。对于经过术前放疗或化疗的患者,由于他们对高氧浓度敏感,应保持最低限度的吸入氧浓度。一般认为,维持单肺通气中氧饱和度在86%~90%是比较适宜的。减少液体补给量,以减少术后复张性肺水肿。建议常规设立桡动脉插管,除非患者身体特别健康或预计操作特别顺利。预计出血量大,可设中心静脉插管。

在手术开始前即可夹闭双腔气管插管的管腔,以预留使肺萎陷的时间。在患者体位改变后应用纤维气管镜确定气管插管的合适位置,并吸引术侧肺使其尽快萎陷。

三、解剖学要点

胸膜分为脏胸膜和壁胸膜两部分。脏胸膜被覆于肺的表面,与肺紧密结合。壁胸膜贴附于胸内筋膜内面、膈上面和纵隔侧面,故根据部位的不同将壁胸膜分为肋胸膜、膈胸膜、纵隔胸膜和胸膜顶。脏胸膜和壁胸膜之间形成的潜在性间隙称胸膜腔,胸膜腔左右各一,内为负压,含少量浆液。以往认为胸腔积液的交换完全取决于流动静水压和胶体渗透压之间的压力差。近年来的研究表明,胸水从壁层和脏层胸膜的体循环血管(支气管动脉和肋间动脉)由于压力梯度通过有渗漏性的胸膜进入胸膜腔,然后通过壁层胸膜的淋巴管微孔经淋巴管回吸收。

四、手术中出血控制技术

胸膜间皮瘤常用的手术治疗包括胸膜切除或剥脱术和胸膜全肺切除术。胸膜切除或剥脱术,术中尽可能切除全部脏层、壁层胸膜而保留肺组织。常规胸部第5、6肋床后外侧切口,根据肿瘤的部位适当调整肋间水平。切开骨膜,切除肋骨,进入胸膜外层,用手指作钝性分离。分离时应仔细寻找胸膜外脂肪层,先向胸膜顶剥离,注意勿损伤锁骨下动静脉;然后左侧向后剥离到主动脉,右侧向后剥离到奇静脉。因剥离困难转向前面剥离,逐渐将上胸腔的胸膜完全剥离,显露前后肺门和上肺门。继而向下游离胸膜,至膈胸膜区时常因暴露困难而难以完全切除。如果仅侵及膈肌表面,应避免进入腹腔;如侵犯膈肌,常需切除膈肌一部分,用人工材料重建膈肌。剥离纵隔胸膜区,避免损伤喉返神经、食管、胸导管和肺门区大血管。最后剥离脏层胸膜,分离动作应轻柔谨慎,肺表面广泛剥离后常渗血漏气,应予以修补或涂抹生物胶。如肿瘤侵入肺实质,必要时可用切割闭合器行肺楔形切除术。胸膜切除或剥脱术的死亡率在有经验的医疗中心已控制在 1% ~2% 。常见的并发症为迁延性肺瘘,发生率10% 。其他并发症有肺炎、脓胸和术后渗血。胸膜切除或剥脱术的技术困难在于术中很难将壁层胸膜从肺实质上剥离下来,造成肿瘤残留,不能完整切除。

胸膜全肺切除术包括完整切除全肺、壁层和脏层胸膜、心包、同侧膈肌,重建膈肌和心包。常规胸部第6肋床后外侧切口,切除第6肋,胸膜外剥离壁层胸膜,先向胸膜顶剥离,然后向后向前剥离,类似胸膜切除或剥脱术,最后向下分离。切开膈肌后应探查是否有腹腔的转移,切除膈肌,继续切除心包,闭合肺门大血管和支气管,完整切除胸膜全肺。用人工材料重建膈肌后,用人工材料重建心包,心包要剪开3~4个小孔,防止心包填塞。

五、手术后特殊处理要点

广泛的胸膜剥脱失血量较多,表现为低血容量休克,胸片可见胸膜反应或者积液,术后应该使用止血药物,补充血容量。针对切除部分胸壁、心包或者膈肌的病人,可能出现胸壁软化,从而引起呼吸循环紊乱,因此术后进行胸壁加压固定。

(刘宝东)

第三章　慢性脓胸及合并肺内病变
手术出血防范及控制技术

急性脓胸治疗不彻底,病程超过6周,脓液黏稠并有大量纤维素,这些纤维素沉积在脏壁两层胸膜上,形成很厚的胸膜纤维板,限制肺组织的膨胀,脓腔不能进一步缩小,即形成慢性脓胸(图3-1)。慢性脓胸时由于长期积脓,大量纤维素沉积并逐渐机化,可形成2cm厚,甚至更厚的纤维板,因而胸壁内陷,肋骨聚拢,肋间隙变窄,肋骨本身呈三角形改变,脊柱向健侧侧弯,膈肌也因增厚的胸膜纤维板的限制而被固定,因此呼吸运动受到极大的影响,同时因纤维板收缩的影响,严重减弱。纵隔被牵向患侧,影响血液循环,患者可因长期缺氧而出现杵状指(趾)。慢性脓胸患者由于长期慢性感染,肝、肾、脾增大,肾功能障碍。部分脓胸可侵犯肺,形成支气管胸膜瘘,亦可直接穿破胸膜向外侵犯,穿过肋间,形成哑铃型脓肿,甚至穿透皮肤形成胸膜皮肤瘘。

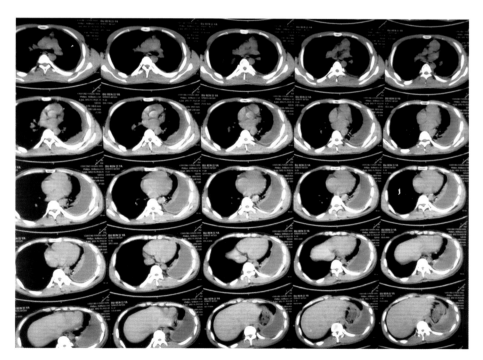

图3-1　脓胸典型影像改变

慢性脓胸常见病因有以下几种。

第一,急性脓胸治疗不及时或处理不适当。

急性脓胸期间选用抗生素不恰当,或治疗过程中未能及时调整剂量及更换敏感抗生素,脓液生成仍较多,如果此时引流管的位置高低,深浅不合适,管径过细。或者引流管有扭曲及堵塞,引流不畅,均可形成慢性脓胸。

第二,胸腔内异物残留。

外伤后如果有异物,如金属碎片、骨片、衣服碎条等残留在胸腔内,或手术后异物等残留,则脓胸很难治愈,即使引流通畅彻底也因异物残留而不能清除致病菌的来源而不能治愈。

第三,引起脓胸的原发疾病未能治愈。

如果脓胸是继发于肺脓肿、支气管瘘、食管瘘、肝脓肿、膈下脓肿、脊椎骨髓炎等疾病,在原发病变未治愈之前,脓胸也很难治愈,形成慢性脓胸。

第四,特异性感染。

结核性感染、霉菌性感染、阿米巴性脓胸均容易形成慢性脓胸。

一、术前出血评估和准备

手术前的出血评估:慢性脓胸手术特别是病期长、合并毁损肺叶、全肺及肺动静脉旁淋巴结钙化的患者,其手术难度和凶险程度要胜过其他的肺部手术。慢性脓胸手术影响出血的独立风险因素包括:年龄、病史长短、胸膜钙化程度、是否合并肺内病变及术后肺复张程度、术后肺漏气程度,脓胸的范围、脓血胸、凝血功能障碍、血管变异。术前要排除少见易误诊为脓胸慢性包裹的情况,如胸膜血管瘤破裂机化血胸、胸膜间皮瘤、畸胎瘤、肺癌包裹性积液、未破裂的夹层动脉瘤或假性动脉瘤误诊为脓胸等。同时并可有把特殊影像表现的慢性脓胸误诊为畸胎瘤等肺占位变。(图 3 - 2)

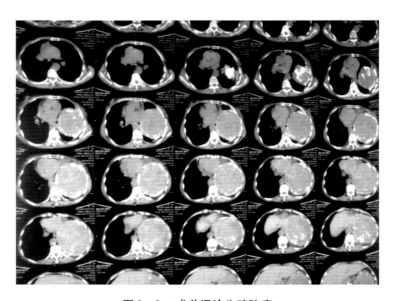

图 3 - 2　术前误诊为畸胎瘤

二、麻醉

一般不涉及肺内病变手术的患者采用单腔气管插管,需要肺切除及有气道出血(如空洞支扩等)要双腔气管插管。对于肺内有化脓性病变手术中要反复吸痰,术中纤维板剥除后要防止复张性肺水肿的发生。

三、解剖学要点

由于胸膜脏、壁两层在肺根和肺韧带处互相移行,在左、右两肺周围各形成了完全封闭的胸膜腔 pleural cavity。胸膜腔的内压低于大气压,呈负压状态,腔内有少量浆液,以减少呼吸运动时胸膜脏、壁层间的摩擦。当胸膜本身炎性病变或肺内化脓性病变破溃至胸膜腔感染胸膜,胸腔内大量积液,处理不及时积液将纤维化分隔,呈蜂窝状、胶冻状改变,肋间隙变窄肋骨辐辏,脓腔包裹肺组织限制肺功能,或内穿造成支气管胸膜瘘。增厚的脏壁层胸膜常常同肺内病变侵入融合,界限不清,壁层胸膜常常下至膈肌上至胸顶紧密粘连,随着病期的延长,部分患者会伴有胸膜钙化甚至骨化。手术主要涉及的解剖包括肋间血管,长入病变部位的异常滋养血管,胸膜返折处的纵隔内血管,如降主动脉、奇静脉、上下腔静脉、胸顶的锁骨下动静脉,胸廓内动静脉等。

四、手术中出血控制技术

决定长期慢性脓胸手术成败的几个关键因素是:彻底的脓腔廓清纤维板剥除,合理地处理肺内病变,防止出血漏气促进肺复张。其中术中术后出血是慢性脓胸手术中涉及手术安全的重要环节,也是医生面对病期长、胸膜钙化或合并肺内基础病变常常担心甚至望而却步的棘手问题,为此笔者结合 930 例手术经验,将脓胸手术各阶段的止血方法介绍如下。

开胸阶段由于纤维板增厚,警惕部分年龄大、病史长、肋骨疏松患者或本身合并肋骨结核者。本组一例开胸时并未用力撑开而致使上下肋骨均多段骨折,给关胸带来很大困难,术后肋间血管再次出血。病史较长的要常规去除一根肋骨,开胸后在游离壁层纤维板游离时,特别是结核钙化纤维板,一定要找好解剖层次,随剥随压迫止血。在游离胸顶脊柱旁心膈角区要小心锁骨下动静脉、奇静脉、上下腔静脉,胸顶部纤维板可与锁骨下血管、臂丛、无名静脉呈胼胝样粘连,强行分离会导致难于控制的大出血。要先从前后纵隔面粘连疏松处分离,逐渐"孤立"胸顶血管区,如粘连嵌入无法安全游离,适当保留部分壁层板,但常游离后胸顶广泛渗血,可暂时用热盐水纱布压迫,后用尖直角钳提起出血胸膜电凝或浅进针缝扎,后喷胶或止血纱布覆盖。电刀且不可深烫,防止锁骨下动静脉损伤。在病史较长合并有肺内病变时,病变肺与胸膜纤维板粘连处常有致密粗大滋养血管,此时要预防性旷置,把易出血大血管周围组织先游离,先易后难,逐渐放置至成束状结构,再做结扎切断,时刻要有充分暴露再做游离的思想。本组一例在游离上腔静脉纵隔面纤维板时,腔静脉撕裂,由于未充分暴露视野阻断修复而致大出血死亡。胸膜肺切除术,特别是结核,肿大的淋巴结常包绕气管周围,与血管无层次或直接侵入管壁,要时刻有提前预判断性的预防性血管阻断措施,想好退路再下剪刀,以防不测。

良好合理的术式选择可缩短手术时间,减少出血,如高龄合并肺内病变患者选择胸廓成形,浅表的干酪灶脓肿采用改进纤维板剥脱术,简化术式,减少出血,尽量避免肺切除。脏层纤维板剥离时主要是防止剥破肺表皮及造成深度裂伤,特别是致密增厚的纤维板常常是肺内病变最重处,毁损肺往往与增厚的壁层纤维板紧密粘连,与体循环常常形成粗大的侧枝循环,毁损空洞壁常常形成纤维板的一部分,复杂的肺基础病变及粘连会导致严重出血,要防止在没充分显露肺根部及段间肺动脉时将肺剥成较深裂伤,甚至伤至段间血管,出血较难控制。术前诊断治疗性穿刺常常有帮助。合理手术入路及术式选择可降低出血的系统风险。

胸腔镜止血:近年来电视胸腔镜被应用于早期脓胸的治疗取得了良好效果,患者胸腔积液如处理不及时,将会纤维化分隔,呈蜂窝状、胶冻状改变,使胸水无法通过穿刺或引流排出胸腔而逐渐形成慢性包裹。特别值得一提的是这种病变过程有时会在一周之内即可形成,在病期不超过一个月,可以通过微创腔镜手术进行扩清引流纤维板剥脱。这个黄金微创治疗时间段,往往会由于在内科保守治疗而延误,使脏壁层纤维板增厚而被迫开胸手术。早期腔镜扩清引流,特别是小儿由于不配合胸穿而延误早期腔镜手术,可明显减少创伤、失血,避免开胸手术。近年来我们亦尝试把胸腔镜引入脓胸手术止血中。采取单手辅助,可以使切口更小(约 10～15cm)的情况下完成病期几年几十年的纤维板剥除,利用胸腔镜放大无盲区的特点,方便对胸顶膈角隐蔽处的止血,其辅助止血效果优于单纯开胸手术,在完全关胸状态下也可再次检查出血。早期脓胸纤维板纤维膜容易廓清剥除,特别是小儿,剥除后多渗血不重。对于长期厚纤维板病人剥除后局部出血可用电凝吸引器吸引止血,也可以边冲洗边用电凝勾止血,纤维板渗血用电凝抓钳可有较深的电凝深度止血效果较好。

关胸止血阶段要对剥离面严密止血,不可过分依赖于止血纱布、止血胶等,还应避免过分注重胸膜的止血忽略了肺表剥离面和切口肋缘下的止血,肺裂伤较深处出血要仔细以手工或器械缝合,关胸时要特别强调对涉及切口肋间血管进行妥善处理,肋间血管出血也是造成二次开胸的常见原因。

五、手术后特殊处理要点

术后常有程度不同的渗血,要强调手术中的仔细止血,尽可能术后不用常规止血药物。老年高凝病人要特别慎重,防止继发心梗及静脉血栓引起肺动脉栓塞。本组 2 例术后心梗死亡,高龄病人止血药物不能作为术后常规进行应用,术后残腔较大的患者要进行早期适当的负压吸引,促进肺复张,消灭残腔使之快速粘连,减少渗血,但对于术后渗血严重尽量避免加负压。实践中我们体会到,对于无明显活动性出血的渗出性出血,正肾盐水盥洗效果可靠且满意;对于活动性出血,要当机立断不可犹豫,由于医生常常因为费用、面子等原因不愿意二次开胸止血,往往犹豫徘徊于出血量的观察而延误开胸止血时机。另外由于这类手术出血量大,手术时间长,有时需应用止血药物,增加了血栓病的发生几率,术后要特别警惕加强对深静脉血栓的预防。

（苏志勇）

第四章　肺癌手术及出血控制

第一节　肺癌诊疗规范

原发性肺癌(简称肺癌)的发病率和死亡率是连续 50 年来唯一逐年明显上升的恶性肿瘤,也是我国最常见的恶性肿瘤之一。《2010 年卫生统计年鉴》显示,2005 年肺癌死亡率占我国恶性肿瘤死亡率的第一位。男女之比由过去的8:1逐渐达到4:1,说明女性发病率在增加。能获得手术治疗机会的肺癌,仅占就诊肺癌病人总数的 15% ~20% ,这些都说明肺癌威胁人类健康的严重性。

肺癌可发生于支气管黏膜上皮或支气管腺体,故称为支气管肺癌。肺癌组织学分类能阐明不同细胞学类型的流行病学危险因素,区分不同类型肿瘤的生物学行为,促进肺癌光镜诊断的一致性和可靠性,便于各单位间的临床资料和治疗效果的对比和评价。因此,临床多按组织分类,分为小细胞癌、鳞状细胞癌、腺癌、大细胞癌等。

小细胞癌(复合性小细胞癌):未分化型小细胞癌的细胞学特征是,略大于淋巴细胞的小细胞呈弥散生长,核呈圆形,染色深,胞浆少,核仁不明显。超微结构可见有神经分泌型的分泌颗粒。小细胞癌占肺癌的 20% ~35% ,4/5 为中心型。很快侵犯至肺门及纵隔淋巴结,血行播散也较早,恶性程度高,对化疗、放疗均较敏感。由于这些特点,在治疗及预后上,小细胞癌与其他类型肺癌明显不同。因此,目前将肺癌概括为小细胞癌及非小细胞肺癌(包括鳞癌、腺癌及大细胞癌)两大类,便于对比和分析。

鳞状细胞癌:包括乳头状亚型、透明细胞亚型、小细胞亚型、基底细胞亚型。组织学特点是有角化和(或)细胞间桥。主要由小的多角形细胞或梭形细胞所组成,超微结构的特征是桥粒和分支的张力细丝。鳞癌约占肺癌的 45% 左右,其中约 2/3 是中心型。周围型的常有中心坏死而形成空洞。男性鳞癌多于女性,与吸烟关系密切。转移较慢,主要沿淋巴途径转移,晚期也有血行转移。

腺癌:包括混合型、腺泡状腺癌、乳头状腺癌、细支气管肺泡癌(非黏液性、黏液性、黏液及非黏液混合性或不能确定)、伴黏液产生的实性腺癌(胎儿性腺癌、黏液性胶样腺癌、黏液性囊腺癌、印戒细胞癌、透明细胞腺癌)。组织学特点为立方状、柱状细胞排列成腺泡或小腺体型,有或无黏液,有时呈乳头状。超微结构的特征是形成腺腔结构,表面有微绒毛,胞浆内有黏液分泌颗粒,细胞膜间有紧密连接,Ⅱ型细胞来源可见环层小体。腺癌约占肺癌的 20% ,主要是周围型,有 1/4 发生在中心部位。男与女之比为2:1,但女性腺癌常较鳞癌为多见。血行播散及胸水较多见。腺癌常可见到肺表面组织的皱缩凹陷。

大细胞癌：包括大细胞神经内分泌癌（复合性大细胞神经内分泌癌）、基底细胞样癌、淋巴上皮样癌、透明细胞癌、大细胞癌伴有横纹肌样表型。组织学定义是无鳞癌、腺癌或小细胞癌特征的未分化型癌。可发生在中心部位，但更多的是周围型，比较少见，约占肺癌的 1%，扩散较快，预后差。

其他病理类型包括：①腺鳞癌；②肉瘤样癌：多形性癌、梭形细胞癌、巨细胞癌、癌肉瘤、肺母细胞瘤；③类癌：典型类癌、不典型类癌；④唾液腺肿瘤：黏液表皮样癌、腺样囊性癌、上皮-肌上皮癌；⑤癌前病变：原位鳞状细胞癌、不典型腺瘤样增生、弥漫性特发性肺神经内分泌细胞增生。

一、肺癌分期

（一）小细胞肺癌

对于接受非手术治疗的患者采用局限期和广泛期分期方法，对于接受外科手术治疗的患者采用"国际肺癌研究协会"（IASLC）2009 年第七版分期标准。

（二）非小细胞肺癌

采用"国际肺癌研究协会"（IASLC）2009 年第七版分期标准。

1. 肺癌 TNM 分期中 T、N、M 的定义。

（1）原发肿瘤（T）。

T_X：原发肿瘤不能评估，或痰、支气管冲洗液找到癌细胞，但影像学或支气管镜没有可见的肿瘤。

T_0：没有原发肿瘤的证据。

Tis：原位癌。

T_1：肿瘤最大径 ≤3cm，周围被肺或脏层胸膜所包绕，支气管镜下肿瘤侵犯没有超出叶支气管（即没有累及主支气管）。

T_{1a}：肿瘤最大径 ≤2cm。

T_{1b}：肿瘤最大径 >2cm 且 ≤3cm。

T_2：肿瘤大小或范围符合以下任何一项：肿瘤最大径 >3cm，但不超过 7cm；累及主支气管，但距隆突 ≥2cm；累及脏层胸膜；扩展到肺门的肺不张或阻塞性肺炎，但不累及全肺。

T_{2a}：肿瘤最大径 ≤5cm，且符合以下任何一点：肿瘤最大径 >3cm；累及主支气管，但距隆突 ≥2cm；累及脏层胸膜；扩展到肺门的肺不张或阻塞性肺炎，但不累及全肺。

T_{2b}：肿瘤最大径 >5cm 且 ≤7cm。

T_3：任何大小的肿瘤已直接侵犯了胸壁（包括肺上沟瘤）、膈肌、纵隔胸膜、心包之一者；或肿瘤位于距隆突 2cm 以内的主支气管，但尚未累及隆突；或全肺的肺不张或阻塞性肺炎。肿瘤最大径 >7cm，与原发灶同叶的单个或多个的卫星灶。

T_4：任何大小的肿瘤已直接侵犯了纵隔、心脏、大血管、气管、食管、喉返神经、椎体、隆突之一者；或与原发灶不同叶的单发或多发病灶。

（2）区域淋巴结（N）。

N_x：区域淋巴结不能评估。

N_0：无区域淋巴结转移。

N_1：转移至同侧支气管旁淋巴结和（或）同侧肺门淋巴结，以及肺内淋巴结，包括原发肿瘤直接侵犯。

N_2：转移至同侧纵隔和（或）隆突下淋巴结。

N_3：转移至对侧纵隔、对侧肺门淋巴结、同侧或对侧斜角肌或锁骨上淋巴结。

（3）远处转移（M）。

大部分肺癌患者的胸腔积液（或心包积液）是由肿瘤所引起的。但如果胸腔积液（或心包积液）的多次细胞学检查未能找到癌细胞，胸腔积液（或心包积液）又是非血性或非渗出性的，临床判断该胸腔积液（或心包积液）与肿瘤无关，这种类型的胸腔积液（或心包积液）不影响分期。

2. 肺癌 TNM 分期（IASLC 2009）。

肺癌 TNM 分期（IASLC 2009）

分期	TNM
隐形肺癌	T_x, N_0, M_0
0	Tis, N_0, M_0
IA	$T_{1a,b}, N_0, M_0$
IB	T_{2a}, N_0, M_0
IIA	$T_{1a,b}, N_1, M_0$
	T_{2a}, N_1, M_0
	T_{2b}, N_0, M_0
IIB	T_2, N_1, M_0
	T_3, N_0, M_0
IIIA	T_1, N_2, M_0
	T_2, N_2, M_0
	T_3, N_1, M_0
T_3, N_2, M_0	
T_4, N_0, M_0	
T_4, N_1, M_0	
IIIB	T_4, N_2, M_0
	任何 T, N_3, M_0
IV	任何 T, 任何 N, $M_{1a,b}$

肺癌 TNM 分期图示如下：

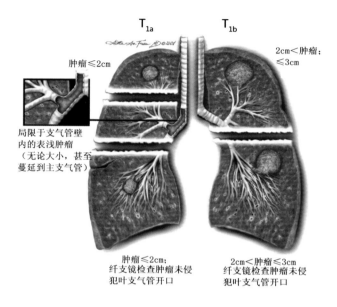

肿瘤≤2cm

局限于支气管壁内的表浅肿瘤（无论大小，甚至蔓延到主支气管）

2cm<肿瘤；≤3cm

肿瘤≤2cm；纤支镜检查肿瘤未侵犯叶支气管开口

2cm<肿瘤≤3cm 纤支镜检查肿瘤未侵犯叶支气管开口

图 4 – 1　T_{1a}，T_{1b}期

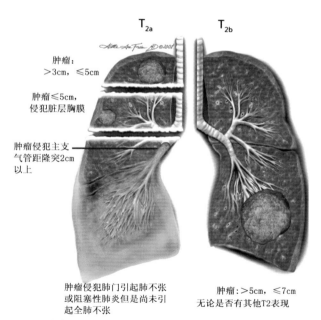

肿瘤：>3cm，≤5cm

肿瘤≤5cm，侵犯脏层胸膜

肿瘤侵犯主支气管距隆突2cm以上

肿瘤侵犯肺门引起肺不张或阻塞性肺炎但是尚未引起全肺不张

肿瘤：>5cm，≤7cm 无论是否有其他T2表现

注：任何胸膜渗出必须是：高倍显微镜下未检查到肿瘤细胞、非血性渗出、非渗出液、临床判断与肿瘤无关

图 4 – 2　T_{2a}，T_{2b}期示图

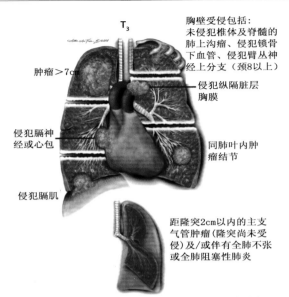

图 4 – 3　T₃ 分期示图

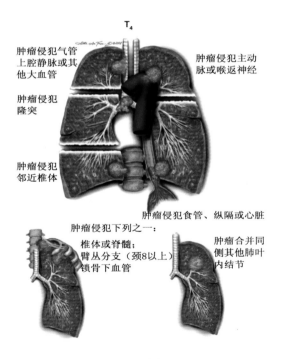

图 4 – 4　T₄ 分期示图

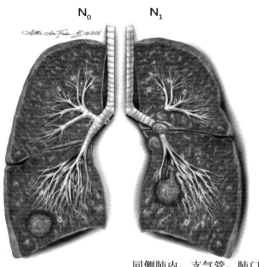

N0
N1
没有区域淋巴结转移
同侧肺内、支气管、肺门淋巴结转移（包括直接侵犯淋巴结）

图 4－5　N_0，N_1 分期示图

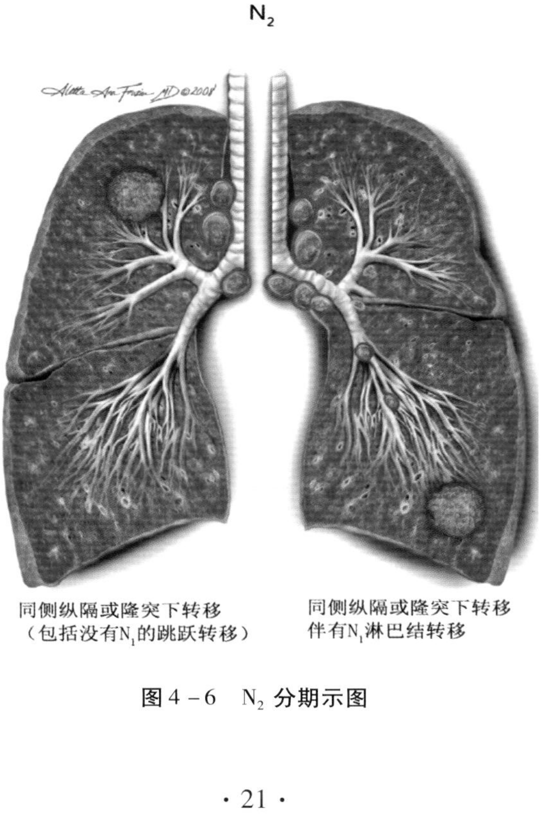

N2
同侧纵隔或隆突下转移（包括没有N1的跳跃转移）
同侧纵隔或隆突下转移伴有N1淋巴结转移

图 4－6　N_2 分期示图

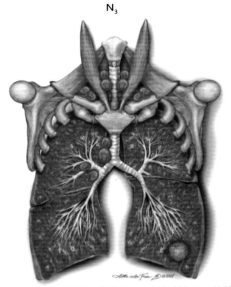

对侧肺门、斜角肌、   同侧斜角肌、锁骨
锁骨上淋巴结转移   上淋巴结转移

图 4 - 7　N_3 分期示图

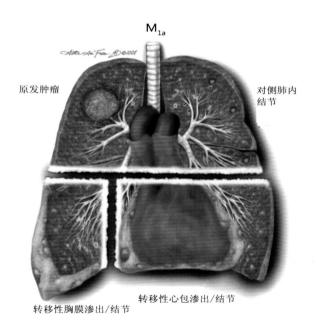

原发肿瘤   对侧肺内
结节

转移性胸膜渗出/结节　　转移性心包渗出/结节

图 4 - 8　M_{1a} 分期示图

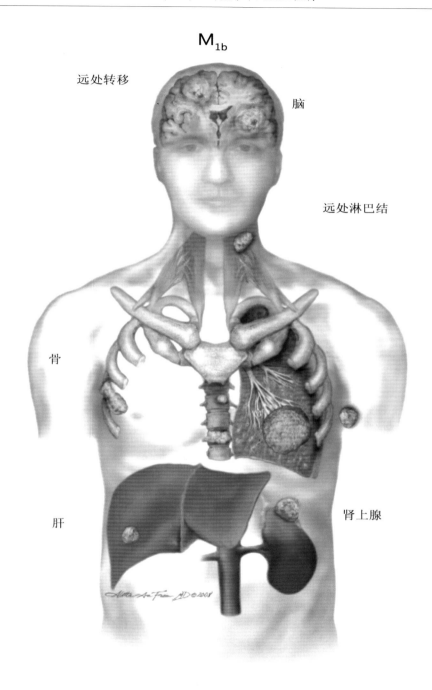

M_{1b}

远处转移

脑

远处淋巴结

骨

肝

肾上腺

图4－9　M_{1b}分期示图

二、肺癌的治疗

（一）肺癌的治疗原则

应当采取综合治疗原则,即:根据患者的肌体状况,肿瘤的细胞学、病理学类型、侵及范围(临床分期)以及发展趋向,采取多学科综合治疗(MDT)模式,有计划、合理地应用手术、化疗、放疗和生物靶向等治疗手段,以期达到根治或最大程度控制肿瘤,提高治愈率,改善患者的生活质量,延长患者生存期的目的。目前肺癌的治疗仍以手术治疗、放射治疗和药物治疗为主。

(二)外科手术治疗

1. 手术治疗原则

手术切除是肺癌的主要治疗手段,也是目前临床治愈肺癌的唯一方法。肺癌手术分为完全性切除与姑息性切除,应当力争完全性切除。以期最佳、彻底地切除肿瘤,减少肿瘤转移和复发,并且进行最终的病理 TNM 分期,指导术后综合治疗。对于可手术切除的肺癌应当遵守下列外科原则。

(1)全面的治疗计划和必要的影像学检查(临床分期检查)均应当在非急诊手术治疗前完成。充分评估决定手术切除的可能性并制订手术方案。

(2)尽可能做到肿瘤和区域淋巴结的完全性切除,同时尽量保留有功能的健康肺组织。

(3)电视辅助胸腔镜外科手术(VATS)是近年来发展较快的微创手术技术,主要适用于 I 期肺癌患者。

(4)如果患者身体状况允许,应当行解剖性肺切除术(肺叶切除、支气管袖状肺叶切除或全肺切除术)。如果身体状况不允许,则行局限性切除即肺段切除(首选)或楔形切除,亦可选择 VATS 术式。

(5)完全性切除手术(R0 手术)除完整切除原发病灶外,应当常规进行肺门和纵隔各组淋巴结(N_1 和 N_2 淋巴结)切除,并标明位置,送病理学检查。最少对 3 个纵隔引流区(N_2 站)的淋巴结进行取样或行淋巴结清除,尽量保证淋巴结整块切除。建议右胸清除范围为:2R、3a、3p、4R、7~9 组淋巴结以及周围软组织;左胸清除范围为:4L、5~9 组淋巴结以及周围软组织。

(6)术中依次处理肺静脉、肺动脉,最后处理支气管。

(7)袖状肺叶切除术在术中快速病理检查保证切缘(包括支气管、肺动脉或静脉断端)阴性的情况下,尽可能保留更多肺功能(包括支气管或肺血管),术后患者生活质量优于全肺切除术患者。

(8)肺癌完全性切除术后 6 个月复发或孤立性肺转移者,在排除肺外远处转移情况下,可行复发侧余肺切除或肺转移病灶切除。

(9)心肺功能等肌体状况经评估无法接受手术的 I 期和 II 期的患者,可改行根治性放疗、射频消融治疗以及药物治疗等。

2. 手术适应症

(1)I 、II 期和部分 IIIa 期($T_3N_{1\sim2}M_0$;$T_{1\sim2}N_2M_0$;$T_4N_{0\sim1}M_0$ 可完全性切除)非小细胞肺癌和部分小细胞肺癌($T_{1\sim2}N_{0\sim1}M_0$)。

(2)经术前治疗(化疗或化疗加放疗)后有效的 N_2 期非小细胞肺癌。

(3)部分 IIIb 期非小细胞肺癌($T_4N_{0\sim1}M_0$)如能局部完全切除肿瘤者,包括侵犯上腔静脉、其他毗邻大血管、心房、隆凸等。

（4）部分Ⅳ期非小细胞肺癌，有单发对侧肺转移，单发脑或肾上腺转移者。

（5）临床高度怀疑肺癌的肺内结节，经各种检查无法定性诊断，可考虑手术探查。

3. **手术禁忌症**

（1）全身状况无法耐受手术，心、肺、肝、肾等重要脏器功能不能耐受手术者。

（2）绝大部分诊断明确的Ⅳ期、大部分Ⅲb期和部分Ⅲa期非小细胞肺癌，以及分期晚于$T_{1\sim2}N_{0\sim1}M_0$期的小细胞肺癌。

4. 肺癌是容易发生纵隔淋巴结转移的疾病，纵隔淋巴结是否转移是重要的预后指标，清除淋巴结有可能使患者获得较理想的局部控制，减少术后复发转移，所以是保证疗效的至关重要的一步。肺癌淋巴结清扫是手术的重要环节，是肺癌手术与其他肺手术的最大不同。

一些学者认为肺叶（全肺）切除加上系统性的胸内淋巴结清扫，能减少肺癌术后局部复发率和远处转移率，提高长期生存率。越是早期的肺癌病例，越是需要进行纵隔淋巴结清扫。已有纵隔淋巴结转移的N_2病例，实际上是进入了一种全身疾病的状态，纵隔淋巴结清扫的意义就没有早期局限性疾病的意义大了。系统性纵隔淋巴结清扫可准确为非小细胞肺癌患者分期，为术后综合治疗提供可靠的依据。仅清扫肺门淋巴结不符合肺癌的手术根治原则。

第二节　术前评估和准备

肺部手术对肌体损伤较大，可以造成呼吸循环功能紊乱，危及病人生命安全，所以要做好各项术前的准备，才能保证手术的顺利进行，提高手术的成功率。

术前评估是肺癌手术治疗成败的极其关键的步骤，对减少手术探查率、防止术中出血、减少术后并发症、提高五年生存率都具有至关重要的作用。应该遵循"规范"的要求完成全面检查，特别是要仔细分析影像学检查结果，要判定病灶大小、部位、毗邻关系，从而确定手术入路，良好的入路有利于手术显露，便于操作。一般而言，接近后胸壁的病变切口稍偏前，接近前胸壁的病变切口稍偏后比较容易在直视下操作；胸顶部粘连较重的首选第五肋间进胸，膈角粘连较重的优选第六肋间，便于操作、减少出血。还要认真观察淋巴结转移迹象，淋巴结的大小、包膜是否完整、是否相互融合、是否包绕血管等，依据检查结果认真分期。一般来说分期越晚，手术风险越大，术中损伤血管出血的机会越多，一定要严格掌握手术适应症，充分评估手术难度，做到心中有数。

肺癌患者常常是高龄患者，往往合并有其他疾病，如高血压、糖尿病、冠心病，长年服药，有些甚至曾经置放过冠状动脉支架或者做过冠状动脉搭桥手术，这一类肺癌患者手术前一定要控制好血压、血糖，使基本稳定。长年使用阿司匹林等药物的患者要停药一周以上，待凝血机制达到正常水平后再安排手术，否则术中会发生难以止血的危险局面。

长年吸烟、合并支气管炎和肺气肿的患者呼吸道感染症状往往较明显,术前要行痰培养,以便选用敏感抗生素,控制呼吸道炎症。充分的呼吸道准备是术后顺利康复的有力保障。

第三节 麻 醉

麻醉专业的飞速发展,使得胸外科手术更加安全、高效,胸外科医生与麻醉医生的密切配合能够使病人获得更大益处。

肺部手术多选用静脉复合用药、气管内插管、全身麻醉。肺隔离术是现代胸外科手术常用的呼吸管理方法,双腔气管插管(DLT)是最常用的方法,可以控制双侧分别通气,能够为胸外科手术提供良好的手术视野,更重要的是能将健肺与患肺隔离,有利于各种湿肺(肺脓肿、支气管扩张、空洞型肺结核、大咯血等)手术的呼吸管理,可选择性进行单肺通气,确保健肺有效通气和免受患肺分泌物污染。

一、双腔气管插管的正确选择

一次性使用双腔支气管插管采用软聚氯乙烯材料和不锈钢材料制成,由套囊、双腔导管、充气管、指示囊、单向阀、接头、通丝、万向接头、Y型件、吸痰管等组成(图4-10),按结构形式分为左主支气管插管和右主支气管插管两种。每种根据外径尺寸不同分为六个型号:28#、32#、35#、37#、39#、41#,无菌包装。应该根据患者的性别、年龄、身高、体重选择适合的型号。

一般认为右侧开胸手术应选择左侧双腔气管插管,左侧开胸手术选择右侧双腔气管插管。但是由于右侧支气管的解剖特点,双腔气管插管常使右上叶通气不良或双肺不能有效隔离,所以只要不是在左主支气管操作的手术都可以选择左侧双腔气管插管。

另外,具有固定的弯曲度而没有隆突钩的双腔气管插管(Robertshaw),具有管腔大、无小舌钩、插管方便和组织创伤小、清除呼吸道分泌物较容易等优点,应该尽可能选用。

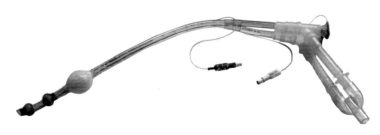

图4-10 双腔支气管插管

二、双腔气管插管操作及注意事项

麻醉前先开放上肢静脉通路,连续监测 BP、ECG、SpO$_2$、CVP。

麻醉诱导用药:异丙酚 1～2mg/kg 体重,芬太尼 2～3μg/kg 体重,琥珀胆碱 1mg/kg 体重。

快速气管内插入无隆突钩双腔导管(Robertshaw)。用听诊法判断 DLT 的位置是否合适,两肺是否已经分隔开、支气管套囊是否阻塞上叶支气管开口。再用吸痰管测试是否通畅无阻,如果侧孔正对另一侧支气管开口,吸痰管进入不会有阻力。听诊法不容易排除插管过浅(部分小套囊在支气管开口以外)和过深(插管套囊以下部分超过上叶支气管开口)两种情况,过浅容易脱管,过深容易随体位变化、术中牵拉出现上叶通气不良。一般准确定位仅达 70%～80%,如果采用纤维支气管镜(FOB)引导 DLT 插管则正确度可极大提高。

麻醉维持:根据患者生命体征、手术情况、手术时间长短调节给药,要保证麻醉深度,可以减少手术的误损伤,如肌肉过度牵拉、肋骨骨折等。

血液动力学监测异常重要,尽量减少血管活性药物的使用,扩血管药物会使术中出血量增加,缩血管药物又会造成止血彻底的假象,当药物作用消退后会出现延迟出血或术后血胸。

术中体位变化或手术牵拉肺叶,可能使双腔气管插管发生移位,这种移位不容易发现,必须密切观察。如果出现肺萎陷不满意,或者 SPO$_2$ 低于 93%、气道峰压从 40cm 水柱突然下降至 16cm 水柱,说明双腔气管插管位置不正确,遇到这种情况时应该与麻醉师协作,在手术台上将 DLT 前端引导至合适位置。

手术过程中尽可能缩短单肺通气时间,在不影响手术操作的前提下应该通知麻醉师使用双侧通气,以保证充分的氧合,当需要单肺通气时尽量将吸入氧浓度提高到 100%、潮气量 8～10ml,以使健侧肺能够克服纵隔、心脏的重力良好膨胀,保证通气。一般气道峰压不超过 40cm 水柱是安全的,如果潮气量过小,峰压过低,往往通气不足,健侧会有部分肺不张,容易造成二氧化碳蓄积,会使血管扩张,增加术中出血量。单肺通气期间应该关注 SPO$_2$,有条件的单位还应该检测呼出气二氧化碳或者定时检测血气 PCO$_2$、心率、血压,并请麻醉师重点监测支气管气囊压力,并及时清除管腔内分泌物,保持气道通畅,术中气道压力逐渐增高往往是气道分泌物阻塞,应该及时清除分泌物。

第四节　肺的解剖学特点

两侧肺分别位于两侧胸腔内,两肺之间由纵隔结构分开,借肺根和下肺韧带固定于纵隔两侧。肺的颜色随年龄、职业而不同,婴幼儿时期肺呈粉红色,成年人及老年人的肺由于吸入了大量尘埃等可吸入物,碳素沉着,呈斑点样黑色。健康肺内充满空气及大量血液,呈海绵状,质地柔软,具有一定弹性,容量随呼吸改变。肺由无数肺泡、呼吸支气管、细支气管、支气管及周围伴行的血管、淋巴管组成无数小的、尖端指向肺门的不规则锥体,再逐渐组成肺段、肺叶(图 4 - 11),肺叶之间通常有脏层胸膜存在,一般右侧有三个肺叶,左侧有两个肺叶,最后两侧肺各形成一个不规则的、基底在下、尖部在上的锥体。右侧三个肺叶之间由水平裂、斜裂分割,左侧两叶之间由斜裂分隔,从而形成了外科手术的解剖基础(图 4 - 12)。

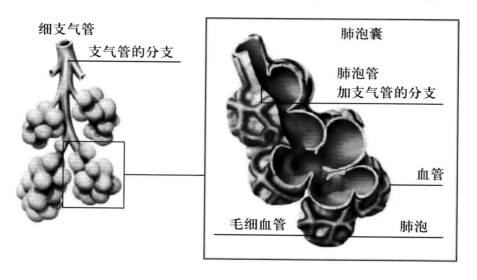

图 4 - 11

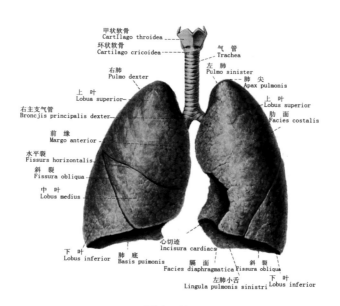

图 4 - 12

每侧肺由肺根的血管和支气管与纵隔联系(图 4 - 13,图 4 - 14),并伴行着支气管动脉、淋巴管和神经。正常情况下气管发出位于纵隔内的左右主支气管,右主支气管较短,约 1 ~ 2cm,发出上叶及中间干支气管,左主支气管较长,约 3 ~

4cm,发出上下叶支气管。发自主动脉的支气管动脉伴随着主支气管、叶段支气管,逐渐分支,进入肺内。右心室发出肺动脉,在主动脉弓下方分为左右肺动脉,右肺动脉较长,约 4～5cm,从升主动脉和上腔静脉的后方进入右肺,位于右主支气管前上方;左肺动脉较短,约 2～3cm,位于左主支气管上方,通过心包后各自分支为上干和下干,上干供应上叶血运,均位于支气管上方,下干再发出各叶段分支,每支支气管均伴有伴行的肺动脉。每个人肺动脉的分支数量并不完全一致,临床工作中应该仔细解剖,注意变异的情况。

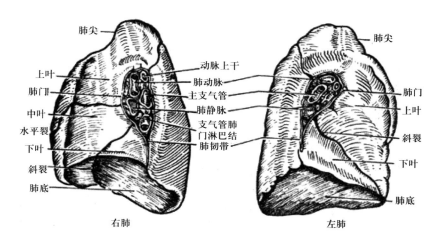

图 4 – 13

通过肺毛细血管的血液汇流至段静脉、叶静脉,最后汇流形成上下两支肺静脉,右上肺静脉汇集右上叶及中叶静脉血流,左上肺静脉汇集左上叶静脉血流,均位于肺门前方,下肺静脉汇集下叶静脉血流,是肺门的最低位置结构,分别进入心包,汇合形成左心房。

胸外科医生必须熟练掌握肺、支气管及肺血管的解剖结构和特点,并且应该熟悉肺血管的心内、心外解剖结构,必要的心外科培训非常有益。有良好心脏外科基础的胸外科医生在处理肺切除意外出血时会更加沉着、冷静。

肺的淋巴可分为浅、深两组。浅组为分布于脏层胸膜及深面的淋巴管丛,并汇合成淋巴管注入支气管肺(门)淋巴结。深组位于各级支气管和血管周围,并形成淋巴管丛,然后汇合成淋巴管,沿肺血管和各级支气管回流至支气管肺(门)淋巴结。各个段支气管、叶支气管之间的淋巴结构成明显的解剖标志,是外科手术的重要指示。

肺癌是容易发生纵隔淋巴结转移的疾病,纵隔淋巴结是否转移是重要的预后指标,清除淋巴结有可能使患者获得较理想的局部控制,减少术后复发转移,所以是保证疗效的至关重要的一步。肺癌淋巴结清扫是手术的重要环节,是肺癌手术与其他肺手术的最大不同。

左肺动脉
右肺动脉
肺动脉干
左主支气管
右主支气管
右肺上动脉
左肺上动脉
右肺下动脉
左肺下动脉
右肺根
左肺根

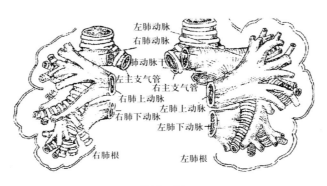

图 4－14

2009 年国际肺癌研究协会对肺癌的淋巴结分区达成一致，以便于同道交流及疗效评定。

图：2009 年肺癌分区—国际肺癌研究协会（图 4－15，图 4－16）

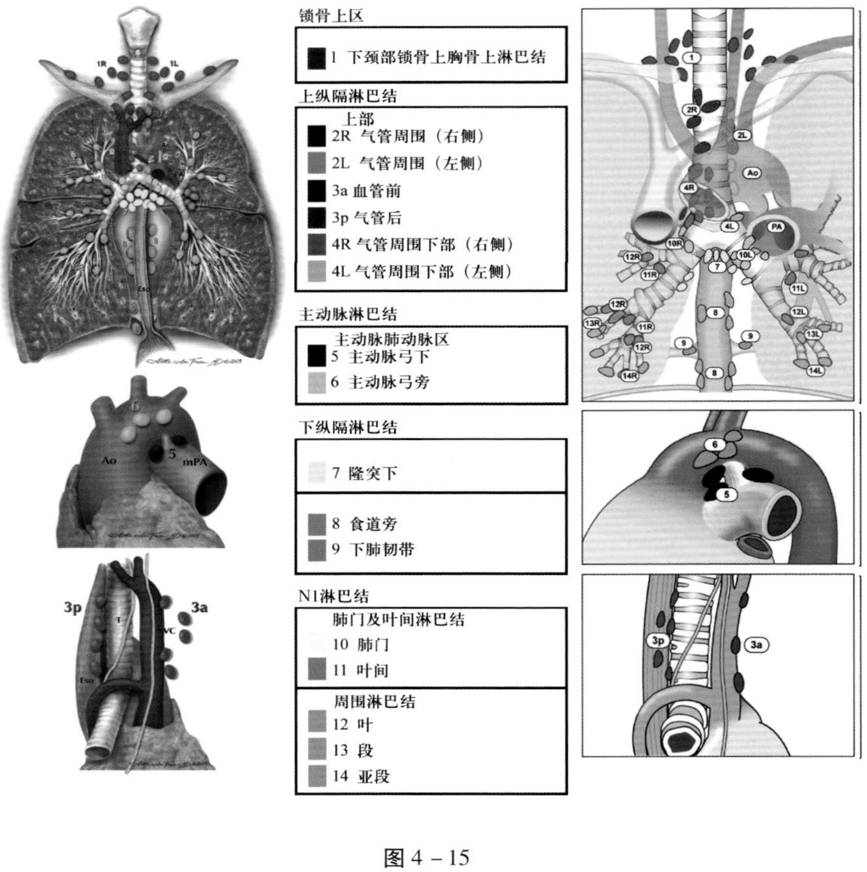

锁骨上区
1 下颈部锁骨上胸骨上淋巴结
上纵隔淋巴结
上部
2R 气管周围（右侧）
2L 气管周围（左侧）
3a 血管前
3p 气管后
4R 气管周围下部（右侧）
4L 气管周围下部（左侧）
主动脉淋巴结
主动脉肺动脉区
5 主动脉弓下
6 主动脉弓旁
下纵隔淋巴结
7 隆突下
8 食道旁
9 下肺韧带
N1淋巴结
肺门及叶间淋巴结
10 肺门
11 叶间
周围淋巴结
12 叶
13 段
14 亚段
1R
1L
Ao
mPA
PA
Eso
3p
3a

图 4－15

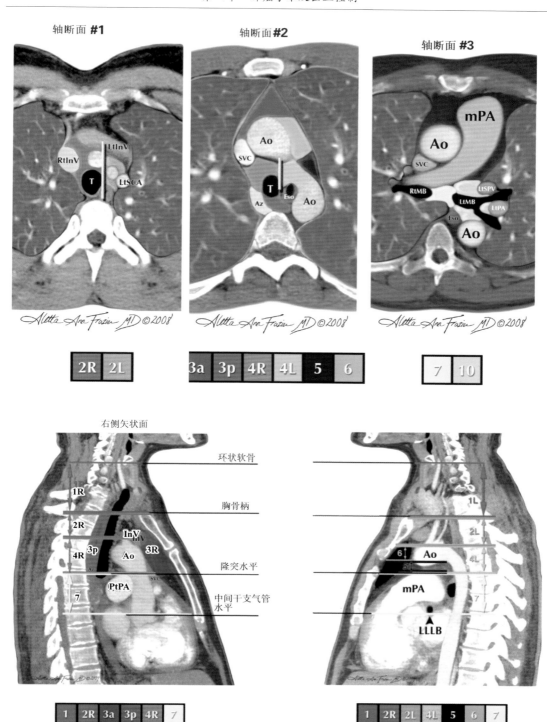

图 4－16

第五节　肺切除手术技术及出血预防与控制

一、肺切除的历史

1933 年 4 月 5 日 Evart A. Graham(1883—1957)美国华盛顿大学医学院巴恩斯医院(Barnes Hospital)外科学教授完成了世界上第一例全肺切除手术,从而拉开了肺切除手术治疗肺癌的序幕。

1933 年 2 月 27 日 James L. Gilmore(男,48 岁,匹兹堡的一名产科医生)因"反复发作的咳嗽发热伴左侧胸痛 7 个月"入住巴恩斯医院外科。他曾接受过人工气胸治疗,胸痛一度缓解,但又复发。住院后支气管碘油造影检查发现左肺上叶支气管口堵塞,并进行三次支气管镜检查。第一次活检病理提示肉芽组织,后两次则证实为支气管鳞状细胞癌。于是 Graham 建议左肺上叶切除手术。手术采用 NO 与 O_2 混合吸入的气管内麻醉。术中发现肿瘤位于左肺上叶支气管开口处,与左主支气管非常近,而且叶间裂发育不全,同时还发现,左肺下叶也有许多小结节性病变,不能肯定结节性质,Graham做了全肺切除。他详细描述了手术过程:首先用一根橡胶管套住肺门并束紧,在远端用血管钳夹闭整个肺门结构。"当时并没有出现人们所担心的类似于肺栓塞样可怕的呼吸或循环的变化,一切都很平稳。"然后用电刀切除了整个肺组织,断端用铬肠线结扎两道。尽管术后恢复较慢,但 Gilmore 最终痊愈,并于同年 6 月 18 日出院。

病理报告显示,肿瘤位于左主支气管与左上叶支气管分叉附近,直径约1cm,鳞状细胞癌,其余肺组织及纵隔淋巴结均未见到肿瘤细胞,下叶结节是炎症性病变。Gilmore 获得了长期存活,不久就重返产科医生工作岗位,但还是继续抽烟。1957 年 Graham 因肺癌去世时,他 23 年前治疗的肺癌患者 Gilmore 依然健在。1963 年 Gilmore 死于其他疾病,享年 78 岁,这位人类历史上第一例成功接受全肺切除手术的肺癌患者以他的健康长寿向世人展示了这一手术的安全性和价值。这一成功具有里程碑意义,首次向人们证实了全肺切除的可行性,并且首次初步展示了肺切除在肺癌治疗中的价值。

1941 年张记正教授完成了我国首例肺癌全肺切除术。

二、手术入路选择

入路包括经肋骨床或肋间隙进入胸腔,经肋骨床操作较繁杂,较少使用。经肋间隙进胸时要注意尽量靠近下一根肋骨的上缘,以避免损伤沿肋骨下缘走行的肋间血管,尤其是肋间动脉造成出血。未妥善处理的肋间动脉损伤是术后血胸的常见原因之一。

手术入路选择以充分显露术野为目的,要尽力减少手术盲区,即前外侧切口有利于侧、后胸壁的显露,后外侧切口有利于前胸壁及纵隔面的显露,但是对于侧胸壁的止血就比较困难。进胸肋间可以依据病变部位选择,3～8肋间均可使用,有时还可以同时使用上下两个肋间进胸以便充分显露。要认真、仔细研究评估术前的各项资料,精心设计和选择最佳入路,以保证顺利完成手术,并避免意外出血及并发症。

切口包括:后外、前外、腋下、正中、胸骨横断切口等。

(一)后外侧切口　有人称为标准切口,是最常用的传统切口。取健侧卧位,双上肢前伸,置于托手架上。切口位于肩胛骨脊柱缘与脊柱棘突间,自第6后肋水平开始由上向下绕过肩胛骨下角约2cm处,再向前沿第5、6或7肋间至腋前线呈一平滑弧形线。沿标志线切开皮肤及皮下脂肪组织,充分止血。用电刀逐步切开背阔肌及深层的前锯肌到锁骨前外线处,向后切开斜角肌、菱形肌到骶棘肌缘。提起肩胛骨,向上钝性分离到胸部顶端,能摸到的肋骨是第2肋骨,向下逐一数到预定进胸的肋骨或肋间。切开肋间肌时一定要沿下一根肋骨的上缘切开,避免损伤位于肋骨下缘的肋间神经、血管。

后外侧切口的优点是病人卧位比较舒展,切口暴露充分,操作方便,有利于处理复杂病例,便于排除险情。缺点是胸背部肌肉损伤较大,出血较多。

一般全肺切除或上叶切除多由第5肋骨肋间进胸,中、下叶肺切除则由第5肋间或第6肋间进胸。如果病变侵及胸顶部(如肺上沟瘤)可以将切口延伸至第3后肋水平,以便切除局部肋骨。

近年来,随着手术经验的不断积累,在标准切口的基础上,逐渐缩短切口的长度,并将皮下组织向切口两侧游离,再从背阔肌后缘向前牵拉而不切断背阔肌纤维,然后沿前锯肌纤维走行纵行分离,减少了肌纤维的损伤,有利于减少术后疼痛,尽快恢复。

(二)前外侧切口　适用于中叶、舌段及上叶前段切除。患者采取平卧位,术侧背部垫高约30度,术侧上肢外展位,前臂横向悬吊于头架上。自胸骨旁第4、5肋间向下向后做弧形切口,凹面向上,直至腋中线,女性患者切口应绕过乳房下缘,并游离乳腺,向上翻起,切断深层的胸大肌、前锯肌,彻底止血,显露胸壁及肋骨,按选定的肋间进胸。前外侧切口术野暴露不如后外侧切口充分,手术操作稍困难。

(三)腋下切口　患者健侧卧位,术侧上肢外展位,前臂横向悬吊于头架上。腋下纵行切口切开皮肤、皮下后向前、向后游离皮下组织,显露胸壁及肋骨,可经3、4或5肋间进胸,能够满意显露上胸部术野。

腋下切口的优点是创面小,损伤肌肉少,出血量少,有利于术后恢复。但是下胸部显露较差,如果粘连重或者遇到出血险情时处理困难,应慎重应用。

(四)正中切口　适用于气管隆突、支气管外科手术,及合并心脏疾病同期肺切除手术,如肺癌侵犯肺静脉瘤体长入左房等。患者仰卧位,经胸骨正中劈开,建立体外循环,完成心内搭桥或矫治手术或切除部分左房,同时打开患侧纵隔胸膜,完成肺切除手术。虽然肺切除手术操作稍困难,但是采用从前向后的解剖处理顺序,即依次处理上肺静脉、肺动脉、支气管、下肺静脉,完全可以经胸骨正中劈开切口完成肺叶或全肺切除手术。优点是减少了患者分次手术的痛苦、节省时间。只是需要外科医生不断熟悉操作步骤,积累经验。

(五)横断胸骨肋间切口　适用于严重肺部疾病合并复杂心脏病手术,便于建立体外循环,而且胸腔显露较正中切口充分,但是创伤大,术后恢复困难,应慎重选用。

切口的选择常因病变部位及各地、各单位习惯不同而异。

三、探查及胸膜粘连的处理

依据术前资料精心选择进胸入路,开胸手术无论从肋骨床或肋间隙进入胸腔,均应在切开胸膜前请麻醉师暂停呼吸(使用单腔气管插管时),或在双腔气管插管时使用健侧单肺通气,在术侧胸腔具有负压的情况下打开胸膜,以免损伤肺组织。开胸后首先要注意观察有无胸膜黏连,一般情况下切口远离病变的部位粘连较轻,切口的前缘较后缘粘连轻。如无粘连则扩大胸膜切口,放入肋骨撑开器(开胸器),逐步撑开肋骨,对老年病人更应注意,应缓慢分次撑开,使肌肉得以松弛。此时应该与麻醉师配合好,掌握好麻醉深度和肌松药物的剂量,同时避免快速猛力扩大开胸器,致使肋骨骨折。肋骨骨折的出血缓慢、持续,不易控制,应该积极预防。如果切开胸膜发现有广泛粘连,则必须先将粘连分开,一般先从切口前缘开始分离,比较容易进入游离胸腔,用手指探查切口上下方5cm宽无粘连时,再放开胸器。如果遇到密闭胸或粘连紧密的情况,可以行胸膜外剥离,但是应该尽量缩小胸膜外剥离的范围,以减少出血。

粘连一般可分为3种类型。

(1)纤维膜状粘连:一般多为胸膜炎后的表现,较疏松,不含血管,以手指或纱布团钝性分离即可。对较厚的膜片粘连,最好用钳夹后切断、缝扎以防止出血。

(2)条索状粘连:多为曾有严重胸膜炎或肺部浅表渗出性病变。细小的条索粘连常常不含有血管,可直接剪断或电刀烧断。较粗大的条索,多含有血管,应在钳夹后剪断并结扎或缝扎。

(3)纤维板胼胝状粘连:长期粘连后较严重,病变组织增厚,质地坚硬,分离困难,应采取胸膜外剥离的方法。在紧密粘连附近切开壁层胸膜,提起胸膜边缘,在胸膜外疏松的胸内筋膜层进行钝性剥离,超出胼胝样粘连边缘约0.5-1cm左右,直至全部紧密粘连剥离,但是不宜将范围扩大到无粘连的正常胸膜,以减少出血。剥离后创面的出血点,可用电凝止血、干纱布压迫止血或热盐水纱布垫压迫止血,必须反复观察止血是否彻底。胸膜外剥离有时容易,有时亦极费力。术后出现血胸的一部分原因是由于粘连处止血不够完善所致。

分离粘连时,应先易后难,先从粘连较轻处开始剥离,逐渐向上、下、前、后分离,分离时采用钝性与锐性分离交替进行。纵隔面尤其是心包表面,除肺脓疡或肿瘤晚期,一般粘连不很紧密,容易分离,常常是分离粘连的起始部位。

壁层胸膜紧密粘连或瘢痕组织形成时,会使解剖关系变异,切忌盲目剥离,否则会将牵拉变位的重要器官组织损伤。如在肺尖端部可以损伤锁骨下血管、头臂血管及臂丛,在后胸壁及纵隔面可能损伤上腔静脉、奇静脉,导致难以修复的组织损伤及难以控制的大出血,而危及生命。隔面胸膜粘连中虽然没有大血管存在,但是粘连紧时不可分离过度,损伤膈肌会造成出血,如果损伤应该缝合止血,同时避免损伤膈下器官。

四、术中要点

(一)叶裂的分离

完整的肺裂并不少见,但是由于炎症性粘连或先天的发育不全,常常肺裂不全,部分与邻近肺叶融合,在切除肺叶时,应先将融合的肺组织分开。肺裂间的疏松粘连用钝性方法分开即可。如果为融合的肺组织,则需用钳夹剪断、结扎止血方法。

分离水平肺裂时,先用长弯血管钳,在肺门处从上叶和中叶肺静脉之间分离,在肺动脉干的浅层、前侧方,打开一个隧道,达到水平裂与斜裂相交处,用直线切割缝合器切开或用两把血管钳夹住水平裂处的上、下肺组织,在两钳之间切开。如果钳夹的肺组织不多,可用贯穿缝合结扎;肺组织较厚时,在血管钳下方间断缝合,间距约3毫米,放开血管钳后结扎缝线,这样可以保证不出血和不漏气,而且不影响肺组织膨胀。

斜裂上端发育不全时,可以在肺门后方充分游离肺组织,直至下叶支气管根部,再在肺动脉干浅层、尖段肺动脉水平以上,用长弯血管钳在肺组织下向后外侧即患者背侧打通,用直线切割缝合器切开或用两把血管钳夹、切断和缝扎肺组织(图4-17)。

近年来,由于手术器械有了很大改进,肺直线切割缝合器得到广泛应用,不全肺裂的切面整齐,不出血,不漏气,且操作简便,只是费用稍高。

有时肺裂处肺融合非常厚,分离困难,为了缩短手术时间及避免意外出血,可先在肺门处从后方紧贴支气管游离,以显露支气管,并切断,缝闭近端。然后提起切断的支气管远端,进而显露各支肺动脉分支,分别处理。然后显露肺静脉,结扎切断。最后沿萎陷的肺与健康通气的肺之间,钳夹切断,缝扎止血。有人称此操作顺序为逆行肺叶切除术。

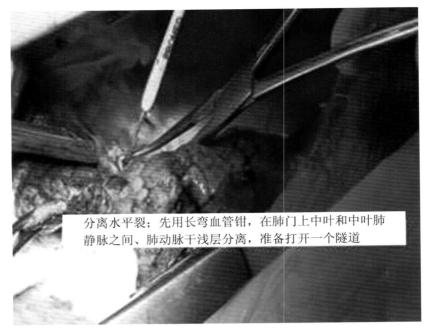

分离水平裂：先用长弯血管钳，在肺门上中叶和中叶肺
静脉之间、肺动脉干浅层分离，准备打开一个隧道

图 4 - 17 - 1　分离水平裂：先用长弯血管钳，在肺门上中叶和中叶肺静脉之间、肺动脉于浅层分离，准备打开一个隧道。

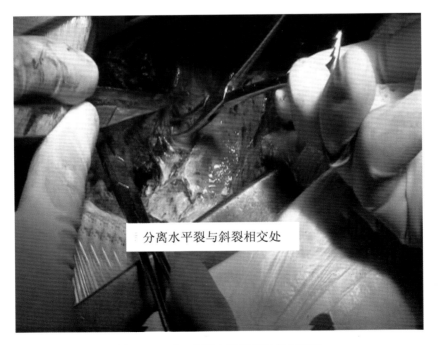

分离水平裂与斜裂相交处

图 4 - 17 - 2　分离水平裂与斜裂相交处

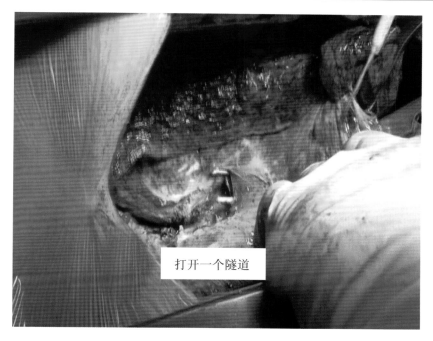

打开一个隧道

图 4 - 17 - 3

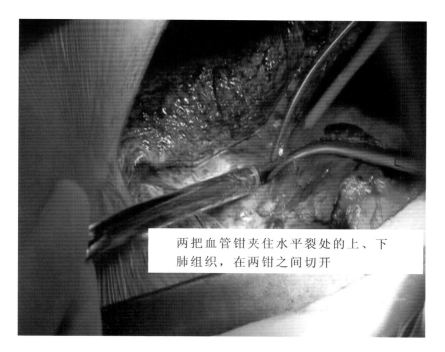

两把血管钳夹住水平裂处的上、下
肺组织，在两钳之间切开

图 4 - 17 - 4

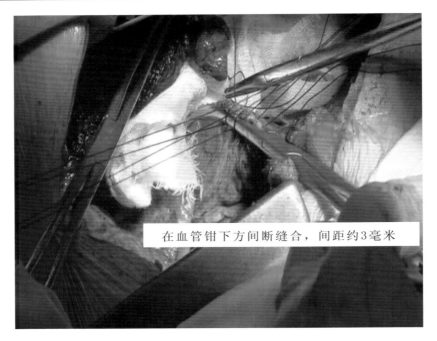

在血管钳下方间断缝合，间距约3毫米

图 4 – 17 – 5

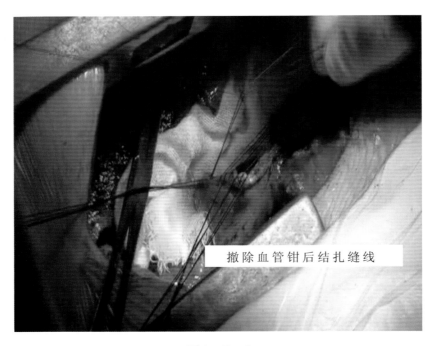

撤除血管钳后结扎缝线

图 4 – 17 – 6

（二）肺血管的处理

1. 一般处理

肺血管包括肺动脉、肺静脉及支气管动脉。在做肺切除术时,肺动脉、肺静脉均需妥善处理,以防止术中、术后大出血。支气管动脉一般不需要特殊处理,遇到较粗大的支气管动脉时,可以缝扎或结扎。非癌性疾病肺切除时,一般多先处理肺动脉,再处理肺静脉。肺恶性肿瘤肺切除时,先结扎处理肺静脉,再处理肺动脉,据认为可以防止因手术中挤压,致使癌细胞脱落进入肺静脉,导致癌栓或血行转移。不过先处理静脉后处理动脉会使肺内淤血,肺组织水肿、淤血,影响术野,也会使出血量增加,而且临床实践中长期存活率并没有明显差别,因此尚需进一步研究总结。

肺血管的处理同样需要遵循先易后难、知难而退、循序渐进的原则,即先游离、解剖距离病变较远、粘连较轻、显露较容易的部位,当部分肺动脉分支处理后,粘连重或受侵的肺动脉分支就较容易显露了,处理起来也就相对容易一些了。

遇到粘连紧、分离困难、估计可能会有损伤血管发生出血情况时,要采取积极的预防措施,即:先将近心端血管游离显露(有时甚至可以打开心包,在心包内游离左或右肺动脉主干、上下肺静脉),并预留阻断带,一旦发生意外出血,可以立即阻断血流,获得清晰的手术野,从容处理出血血管。

(1)肺动脉处理　分离、结扎、缝扎是处理肺动脉的基本操作,也是肺切除术的重要步骤。叶裂完整、粘连不重的肺动脉比较容易清楚显露,可以用镊子提起肺动脉周围组织,直接用手术剪刀或小弯血管钳、直角钳沿肺动脉纵轴分离,也可以用夹着小纱布球的血管钳将沿肺动脉纵轴分离显露,当显露出部分肺动脉后可以像推动圆木一样横向推动肺动脉,以充分显露肺动脉后壁。当弯血管钳或小直角血管钳尖部越过血管后壁后缓缓撑开,轻轻扩大剥离面到1.5cm左右即可。应注意血管钳的尖部应与血管平行分离,而不能指向血管后壁用力,以免戳破血管出血。当血管周围粘连较紧时,可以剪开外层的纤维膜(也有人称为血管鞘),从而显露出灰白色、柔软的肺动脉,注意此时的操作要非常仔细、轻柔,以免误伤而出现大出血。如果可能尽量将远心端暴露到下一个分支部位。然后用7号丝线结扎近心端后,在分支以远处用7号丝线分别结扎远端分支,最后在距近心端结扎处约3mm处用7号丝线小圆针贯穿"8"字缝扎。要尽量使近心端两道结扎线间形成一个小球状,最后在远心端各个分支处剪断血管,并在距线结5mm处剪断结扎线。如果近心端结扎线结间没有形成球状,则提示结扎不够紧牢,有脱落的危险,应该进一步加固处理,可以在近心端再次结扎,也可以用缝线将血管断端连续缝合,以确保不会脱落出血。粘连太重时,可以在游离出近心端后马上就结扎,然后再放心地向远端游离,这样可以减少出血机会。当肺动脉结扎、缝扎、剪断后,可以向近心端再推送一下断端,以便下一步支气管的解剖。对于较细小的肺动脉,可以在游离后两端各钳夹一把止血钳,在两钳之间剪断,用4号或7号丝线结扎或缝扎。

当肺癌或转移淋巴结侵犯肺门,肺门粘连极紧,肺动脉解剖极为困难时,可以先游离解剖出一侧肺动脉主干,甚至可以在膈神经后切开心包,心包内显露出肺动脉主干,预置阻断带,然后再解剖肺动脉,这样就可以有效避免出血、控制出血,保证手术安全。

(2)肺静脉的处理　肺静脉的口径较动脉粗,但是血管壁薄,故容易损伤。处理时必须小心谨慎,肺静脉的分离、结扎过程中,切断的方法基本与肺动脉相同,但是由于肺静脉紧连左房,心包外肺静脉很短,牵拉时心包可能一起牵出,故于近心端结扎时一定要妥善,近心端必须加一"8"字缝合,以防止心包被结扎在线结内,术后随心脏跳动静脉断端脱入心包造成大出血,甚至心包填塞,危及生命。若因肺静脉壁与其外层纤维组织粘连不可分离时,可将肺静脉连同外层血管鞘一起处理。对细小的或叶间肺静脉,可用两把止血钳夹持两端由中间剪断后分别结扎。若因肿瘤侵犯或粘连严重分离肺静脉困难,应该果断在膈神经后切开心包,在心包内处理肺静脉或者行部分左房切除,以确保彻底切除肿瘤并防止出血。

(3)支气管血管的处理　支气管动脉源于主动脉或肋间动脉,沿支气管两侧向远心端伸延,一般均较细小,往往不需要特殊处理,在游离支气管时注意将周围软组织结扎或缝扎就可以妥善预防出血。

肿瘤患者或曾有反复炎症的患者,支气管动脉可以增粗,偶有直径可以增粗至3~4毫米,其侧支循环血流量亦增加。为了防止剥离、切断支气管时出血,可以预先缝扎支气管动脉,然后再切断支气管,以防止断端出血进入近端支气管引起窒息,或被呼吸机将血液吹入小支气管内,引起局部肺不张,以致术后有较多陈旧血痰、发热甚至合并感染。

2. 意外大出血的处理。如果在游离血管时血管壁损伤,发生大出血,切忌惊慌地用普通血管钳忙乱地钳夹出血血管,致使产生更大的损伤而难以收拾。必须沉着、冷静地立即先用手指压迫出血部位或捏住出血部位的近心端血管,然后迅速吸净积血,轻轻放松手指片刻,看清血管破裂口,用无创伤血管钳夹住,再用无创伤的针和滑线予以修补缝合,必要时予以缝扎。肺血管流量较大,出血较猛,但是压力一般较低,压迫、结扎、缝合都能够确切止血,因此切忌慌张,要有足够信心。

五、各式肺切除

(一)肺叶切除

1. 左上叶切除

患者右侧卧位,经后外侧切口第5肋间进胸。分离粘连,探查胸膜是否光滑、有无病变、胸水的性状及多少;脏层胸膜是否肥厚,是否有皱缩、内陷;肺组织的质量、顺应性,是否有肺不张、肺裂发育是否完全;病变大小、部位、质地,与周围组织的关系;肺门淋巴结是否肿大、包膜是否完整或是相互融合。以便对手术切除的可能性、难度做出充分的评估,并做好相应的准备。

探查后将上叶向外后推压,显露肺门前方,在膈神经后方剪开纵隔胸膜,直至切断下肺韧带,再沿肺门后方向上游离解剖纵隔胸膜,直至肺门上方;切开主动脉弓下的纵隔胸膜,游离出左肺动脉主干;左肺上叶肺动脉变异较多,可以有

4~7个分支,第一分支一般为尖后段动脉支,然后发出前段动脉支1~3支,解剖时应特别注意,分别予以结扎、切断。舌段动脉分支,一般为两支,即上、下舌段动脉,位于斜裂的中上段,剪开叶间胸膜就能显露出舌段动脉,结扎、切断。如果叶裂发育不佳,可以将肺翻向前方,从肺门后方游离,首先显露出肺动脉干,用弯止血钳在肺动脉浅层游离,从斜裂后上1/4~1/3处穿出,在下叶尖段与上叶后段间钳夹两把血管钳,中间断开,间断缝合,去除血管钳后结扎,然后就能显露并结扎舌段动脉。当病变位于左肺上叶顶区时,肺门及气管支气管旁淋巴结常常明显肿大,肺动脉第一支的显露常常比较困难,这时就应该遵循先易后难、循序渐进的原则,先处理舌段动脉,再处理前段动脉及上肺静脉,最后处理动脉的第一支尖后段动脉。

　　上肺静脉位于肺门前方,游离出上肺静脉主干后近心端结扎、缝扎各一道,远心端分支结扎,然后切断,静脉的近心端成"花瓣状",结扎线不易脱落。

　　血管处理后即游离上叶支气管,将左肺上叶提起,用大直角钳夹持左上叶支气管,游离左上叶支气管周围组织至左上、下叶支气管分叉处,请麻醉师膨肺。确认下叶通气良好后,在近上下叶分叉处两侧用无创伤、可吸收线缝合,线结打在支气管侧壁。切断支气管取出肺标本送病理检查。消毒断端,去除支气管断端软骨,间断全层缝合支气管断端,边距3~4mm,针距3~4mm。闭合近端,胸腔内注水,请麻醉师加压膨肺,证实支气管断端无漏气后,分别用两端的缝合线缝合前、后纵隔胸膜,把左上叶支气管断端埋藏在纵隔胸膜内。

　　腋后线第7肋间及锁骨中线第2肋间分别留置引流管,彻底止血,清点辅料器械如数后,用1-0可吸收线跨上下肋间缝2~3针8字,肋骨合拢器闭合胸腔,结扎缝线关胸,逐层缝合。

　　2. 左下叶切除

　　患者右侧卧位,经左后外侧切口第6肋间进胸,探查步骤与其他肺切除相同。探查后首先游离肺门并切断左下肺韧带,然后显露、解剖斜裂,如果叶裂发育不全,应该先将肺组织向前翻转,于肺门后方首先显露肺动脉及下叶尖段动脉,再在肺动脉浅层从后向前在斜裂后上1/3处穿通,在斜裂平面用直线切割缝合器打开斜裂,或在斜裂水平夹两把大弯止血钳,中间断开,间断缝合,去除血管钳后打结;切开叶间胸膜,逐渐分离出左肺动脉的叶间段,露出左下叶尖段动脉,并辨认出上叶舌段动脉分支1~2支的起始部,再向下分离显露了下叶基底段动脉。确认后近心端用7号丝线结扎、缝扎各一道,远心端尽量分支结扎,然后切断。有些患者左上叶舌段动脉支较左下叶尖段支更低,此时就应该将下叶尖段动脉及基底段动脉分支加扎,以防止误伤舌段动脉。

　　切断下肺韧带后,将下叶翻向前上方,即可显露、解剖出左下肺静脉,近心端予以结扎、缝扎,远心端结扎,然后切断。

　　清除支气管旁所有淋巴结,显露下叶支气管,在离上、下叶支气管分叉0.5cm处,钳闭支气管,请麻醉师膨肺,确认上叶通气满意后,切断下叶支气管,去除病肺,送病理检查,断端消毒,3-0无损伤、可吸收线间断全层缝合,针距

3～4mm,边距3～4mm,两端缝线在支气管侧边打结,闭合断端,胸腔内注水,麻醉师加压膨肺,确定无漏气后,用纵隔胸膜覆盖支气管断端。下叶肺切除术后的残腔,无须处理,上、中叶肺组织的代偿性膨胀及膈肌的升高,即可填满胸腔。

腋后线第7肋间留置引流管,彻底止血,清点辅料器械如数后,1－0可吸收线跨上下肋间缝2～3针8字,肋骨合拢器闭合胸腔,结扎缝线关胸,逐层缝合。

3. 右上叶切除

患者左侧卧位,经后外侧切口第5肋间进胸。分离粘连,探查胸膜是否光滑、有无病变、胸水的性状及多少;脏层胸膜是否肥厚,是否有皱缩、内陷;肺组织的质量、顺应性,是否有肺不张、肺裂发育是否完全;病变大小、部位、质地,与周围组织的关系;肺门淋巴结是否肿大、包膜是否完整或是相互融合。以便对手术切除的可能性、难度做出充分的评估,并做好相应的准备。

探查后从奇静脉下方开始向肺门后下方游离、切开纵隔胸膜,直至切断下肺韧带,再从肺门前方向上分离、切开纵隔胸膜,至奇静脉下,使肺门完全游离,然后解剖显露右肺动脉第一支,即尖、前分支,予以游离、结扎、切断。有时右肺动脉第一支还包含有右肺上叶后段动脉的一个分支,称为回旋支,或回旋动脉,处理时要稍加注意,防止出血。如果肺裂发育完整,切开叶间胸膜,在水平裂与斜裂交汇处就很容易地显露出后段上升支;若叶裂不完整,就在上叶静脉与中叶静脉之间,从肺门前方向后方用大弯止血钳于肺动脉浅层将水平裂与斜裂交汇处打通,然后在水平裂位置用直线切割缝合器或者用两把大弯止血钳钳夹,中间断开,分别间断缝合,撤除止血钳后打结,再切开叶间胸膜,游离出肺动脉干向上发出的上叶后段上升支动脉,结扎、切断。

再向后翻转上叶,显露并解剖出上肺静脉,仔细辨认、区分尖、前、后分支及中叶静脉的两个分支,结扎、缝扎尖前后分支汇合干,再分别结扎尖、前、后分支,分别剪开,使近心端血管呈花瓣状,以保证不易脱落。注意保护,不要损伤中叶静脉分支。

最后解剖右肺上叶支气管,右上叶支气管自距隆突2.5cm的右主支气管外侧壁发出,呈直角向后上方行走,游离后用大直角钳夹住右上肺支气管远端,请麻醉师加压膨肺,确认中下叶通气良好后,在距右主支气管5mm处两侧缝线,最好使用无损伤、可吸收缝线,线结打在支气管侧壁,切断右肺上叶支气管,取出肺标本送检。支气管断端酒精消毒处理后,去除裸露在边缘的支气管软骨,再用无损伤可吸收线间断全层缝合,边距3～4mm,针距3～4mm,结扎缝线,胸腔注水,请麻醉师加压膨肺,证实断端无漏气后,用头端牵引线从奇静脉深层缝于上纵隔胸膜,并结扎,用足端牵引线由内向外缝于气管断端两侧的纵隔胸膜,打结,这样将支气管断端埋藏于纵隔胸膜下。

腋后线第7肋间及锁骨中线第2肋间分别留置引流管,彻底止血,清点辅料器械如数后,1－0可吸收线跨上下肋间缝2～3针8字,肋骨合拢器闭合胸腔,结扎缝线关胸,逐层缝合。

上述步骤的顺序并无严格要求,可以依实际情况改变,即可以先解剖叶裂、结扎切断动脉,再处理静脉;也可以先处理静脉,再处理动脉;甚至有必要时可以先切断支气管,再处理动静脉,只要遵循先易后难、循序渐进的原则就有利于手术的安全操作。

4. 右中叶切除

左侧卧位,经后外侧切口第 5 肋间进胸。如果术前评估认为粘连严重时,可以经第 6 肋间进胸。进胸后探查也与其他肺叶切除相同。探查后分离叶间粘连及肺门全周,如果中叶体积较大,应将下肺韧带一并游离、切断,使右肺中叶彻底松解,在水平裂及斜裂交界处,剪开叶间胸膜,显露出右肺动脉干的叶间段,向前发出进入中叶的动脉血管即中叶动脉,一般分为内侧支及外侧支,剪开血管纤维鞘,分离出动脉,结扎、切断。右下叶肺尖段动脉多数位于中叶动脉的对侧,较中叶动脉稍低的位置,应该仔细辨认,避免损伤。

将上、中叶肺向后翻转,显露肺门的前方,游离出上肺静脉,上肺静脉的下 1/3 即为中叶静脉,叶裂完整时可以清晰看到静脉分支自中叶汇总进入右中叶肺静脉,易于结扎、切断。在叶裂不全或未打开叶裂之前游离中叶静脉时,应该特别注意辨认上叶静脉,切勿损伤上叶肺静脉。

最后在肺门部分离解剖出右肺中叶支气管,远端用大直角钳夹闭,避免分泌物流出;中叶支气管周围淋巴结较多,将支气管周围淋巴结彻底清除后,请麻醉师膨肺,确认上下叶通气良好后,切断右中叶支气管,取出肺标本送病理检查。消毒支气管断端,常规用 3 - 0 无损伤、可吸收线间断、全层缝合,胸腔内注水,请麻醉师加压膨肺,确认支气管断端无漏气后,将断端用上、下肺叶间胸膜覆盖缝合。个别患者中叶支气管位置较下叶尖段位置低,解剖时应该仔细,避免损伤下叶支气管。

最后在腋后线第 7 肋间、锁骨中线 2 肋间留置引流管,彻底止血,清点辅料器械如数后,用 1 - 0 可吸收线跨上下肋间缝 2～3 针 8 字,肋骨合拢器闭合胸腔,结扎缝线关胸,逐层缝合。

5. 右下叶切除

左侧卧位,后外侧切口,经第 6 或第 7 肋间进胸。同样进行探查,评估后,首先游离肺门全周及下肺韧带,松解、分离叶裂。将右肺上中叶组织向前上方翻转,右下叶肺向后下方翻转,显露出水平裂与斜裂的交汇处,细心分离出右肺动脉下干的叶间段,此处动脉分支较多,需要仔细解剖、辨认,先将向下后方走行的右下肺尖段动脉游离、显露清楚,下叶尖段动脉与中叶肺动脉常常发自同一个平面,只是走向相反,有时肺下叶尖段动脉甚至稍高于中叶动脉,必须辨认确切后,再结扎、切断下叶尖段动脉。然后游离出下叶基底段动脉,结扎、切断。

将下肺静脉表面胸膜分剪开,并充分剥离、显露出下肺静脉,使游离段静脉长 1.5～2.0cm,远心端分支结扎,近心端结扎一道,再缝扎一道,然后切断。

下肺静脉短而粗,血管壁也较薄,而且直接与左心房相连,为了防止结扎线脱落造成出血,应在切断下肺静脉前,用心耳钳夹住近心端后,再切断下肺静脉,然后结扎,贯穿缝扎或断端连续缝合,确保止血牢靠。当肿瘤侵犯或粘连极紧,肺静脉处理困难时,应该果断切开心包。在心包内游离下肺静脉,结扎、缝扎,甚至可以切除部分左心房。

动静脉处理后,用大直角钳夹住下叶支气管,防止分泌物流向健肺,清除支气管周围组织及淋巴结,充分显露下叶支气管,距中叶支气管开口 0.5～1.0cm 处用心耳钳夹闭右下叶支气管,麻醉师膨肺,确认上中叶通气满意后切断下叶支气管,取出病肺送病理检查。支气管断端消毒后,3－0 无损伤、可吸收线间继缝合,针距 3mm,边距 3mm,两端缝线在支气管外侧打结,闭合支气管后,胸腔内注水,请麻醉师加压膨肺,确认支气管断端无漏气后,用纵隔胸膜覆盖支气管断端。下叶肺切除术后的残腔,无须处理,上、中叶肺组织的代偿性膨胀及膈肌的升高,即可填满胸腔。

第 7 肋间腋后线置放引流管,彻底止血,清点辅料器械如数后,1－0 可吸收线、跨上下肋间缝 2～3 针 8 字,肋骨合拢器闭合胸腔,结扎缝线,关胸,逐层缝合。

（二）复合肺叶切除

超过一个肺叶的肺切除术,称为复合肺叶切除术。双肺叶切除术有右肺上中叶切除术、右中下叶肺切除术、上叶及下叶尖段切除术、左下叶及上叶舌段切除术,以及多段切除、肺叶切除及部分肺组织切除。常常是由于病变累及一个肺叶,并已侵及邻近的肺叶,而尚有功能相当完好的肺组织,不需要或不适宜做全肺切除术,则可以行复合肺叶切除术。复合肺叶切除较肺叶切除复杂,容易出现术后漏气、术后残腔等并发症,应该慎重选用。

1. 右上中叶切除

右上中叶切除采用左侧卧位,右后外侧切口,经第 5 肋间进胸,仔细探查,确定行上中叶切除后,首先游离肺门全周,切断下肺韧带,然后在奇静脉下方游离、解剖右肺动脉第一支,即尖前支动脉,结扎切断;再处理肺叶粘连,分离斜裂后游离、显露右肺动脉下干,解剖出上叶后段动脉及中叶动脉,一般中叶动脉常常有两支,分别结扎、切断;再将右肺上、中叶组织向后方翻转,显露肺门前方的右上肺静脉,近心端结扎、缝扎,远心端分支结扎,然后切断;最后右肺支气管,清除支气管周围淋巴结,分别夹闭上叶支气管及中叶支气管。请麻醉师膨肺,确定下叶通气良好后分别切断上叶支气管及中叶支气管,取出病肺送病理检查,消毒支气管断端,分别用 3－0 无损伤可吸收线间断、全层缝合,间距 3mm,针距 3mm,两端线结打在支气管侧壁。然后胸腔内注水,请麻醉师加压通气,确定无漏气后,将上叶支气管断端埋藏于奇静脉下,中叶支气管断端用纵隔胸膜覆盖。

彻底止血,第 2 肋间腋前线、第 6 肋间腋后线留置胸腔闭式引流管,清点敷料器械如数后,可吸收线跨肋间间断缝合关胸,逐层缝合。

2. 右中下叶切除

当右肺下叶病变累及右中叶,或中叶病变累及下叶,或病变累及中间干支气管均需要行右中下叶切除术。

左侧卧位,右后外侧切口,经第 6 肋间进胸。仔细探查确定行中、下叶肺切除后,首先游离肺门全周,切断下肺韧带,再将水平裂及斜裂上段充分游离,在水平裂及斜裂的交点处显露、分离出右肺动脉下干,注意分辨右肺上叶后段动脉、下叶尖段动脉及中叶动脉,在近心端结扎、缝扎动脉,远心端分支结扎、切断,如果分支距离较近,则可以分别结扎中叶动脉、下叶尖段动脉及下叶基底段动脉。

在前纵隔游离、解剖出右上肺静脉的中叶肺静脉支,近心端结扎、缝扎,远心端分支结扎、切断。再将中、下叶肺组织向上翻转,显露出右下肺静脉,近心端结扎、缝扎,远心端分支结扎,切断前用心耳钳夹持下肺静脉近心端,然后切断右下肺静脉,再用7号丝线将近心端加固结扎一道,以防脱落出血。

最后游离、解剖中间干支气管,清除支气管周围淋巴结,用心耳钳夹闭支气管,请麻醉师膨肺,确认上叶通气良好后,切断支气管,取出肺标本送病理检查。消毒支气管断端,用3-0无损伤、可吸收线间断、全层缝合支气管断端,针距3mm,间距3mm,两端线结打在支气管侧壁。胸腔内注水,请麻醉师加压膨肺,确定支气管断端无漏气后,用支气管两端缝线穿过纵隔胸膜,使支气管断端埋藏于纵隔胸膜内。

彻底止血,第7肋间腋后线留置胸腔闭式引流管,清点敷料器械如数后,可吸收线跨肋间间断缝合关胸,逐层缝合。

3. 左下叶及舌段切除

左下叶及舌段切除是治疗支气管扩张的常用术式,类似于右侧的下叶及中叶切除,最大区别是支气管需要分别处理。

右侧卧位,左后外侧切口,经第6肋间入胸。仔细探查后游离肺门全周、切断下肺韧带;将左上叶向上翻转,分离斜裂,显露、游离、解剖出左肺动脉的叶间段分支,确定左肺上叶的最低支动脉,即舌段动脉,有时为一支,常常为两支,可以连同下叶动脉一并处理,近心端结扎、缝扎,远心端分支结扎,然后切断;也可以分别处理舌段动脉、下叶动脉。

将肺组织向上翻转,显露、游离下肺静脉,近心端结扎、缝扎,远心端分支结扎,切断。然后在前纵隔面,显露、游离上肺静脉,解剖出左上叶舌段静脉支,给予结扎、切断。

肺动静脉离断后,将左上叶向前上翻转,清除支气管周围淋巴结,显露下叶及上叶的舌段支气管,于下叶支气管起始部切断支气管,近端消毒后,用3-0无损伤可吸收线间断缝合,再夹闭舌段支气管,切断,近端间断缝合关闭,用止血钳钳夹并提持舌段连同下叶支气管远端及舌段动静脉远心端。此时请麻醉师膨肺,沿萎陷不张的舌段肺组织边缘往出牵拉并轻轻推动舌段肺组织,如果遇有小的段间静脉分别给以钳夹、切断、结扎,直至完全取出舌段及下叶肺标本,送病理检查。用干纱布按压剥离段面数分钟,如果有末梢小支气管漏气及小的出血,可以结扎、缝扎,要充分止血。最后将肺段剥离面边缘的胸膜间断缝合,胸腔内注水,请麻醉师加压膨肺,确定支气管断端及肺裸面无漏气后,用纵隔胸膜将支气管断端埋藏于纵隔胸膜内。

彻底止血,腋后线第7肋间及锁骨中线第2肋间分别留置胸腔闭式引流管,清点敷料器械如数后,可吸收线跨肋间间断缝合关胸,逐层缝合。

（三）袖状肺叶切除、肺动脉成型及支气管袖状切除和隆突成型

1. 概述

切除病变肺叶及受病变侵及的一段支气管,再将远端支气管与近端支气管重新吻合,称为袖状肺叶切除,亦称为支气管成型肺叶切除术。切除病变两端的支气管,再将远、近两端支气管吻合,称为支气管袖状切除。这样的术式可以保留更多的健康肺组织,避免全肺切除术。理论上任何一叶肺切除均可应用袖状切除方法,但是临床实际应用的常常是右肺上叶袖状切除、左肺上叶袖状切除、左肺下叶袖状切除。

有些医生采用支气管局部楔形切除以取代袖状成型手术,但是因为宽大的楔形切除会造成弯曲成角,影响气道通畅及分泌物的排出,所以推荐采用同轴袖状成型。术中使用可吸收缝线,套入式或间断缝合,均匀分布缝合的针间距,完全可以良好对合,无需刻意调整口径大小,缝线不宜过多、过密,防止刺激肉芽生长造成吻合口狭窄。

2. 特殊注意

（1）袖状成型术前纤维支气管镜检查是必不可少的检查手段,评估设计支气管切除的范围和可行性,做到心中有数。术中用细的儿童用纤维支气管镜经双腔气管插管进行检查,对于确定切除范围,尤其是确定近端切除部位帮助极大。（图4-18）

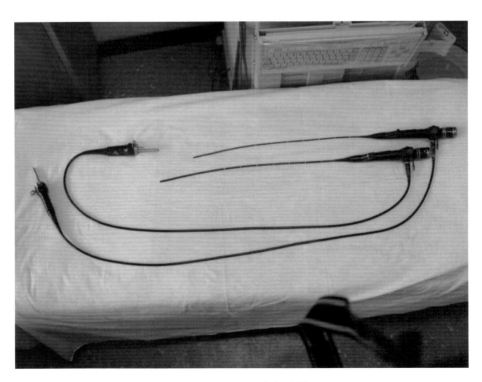

图4-18-1　儿童纤支镜

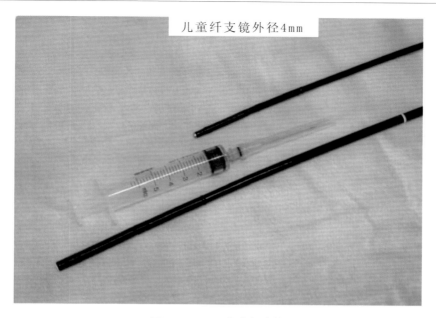

图4-18-2　儿童纤支镜

（2）肺癌患者术中支气管切缘送快速病理检查同样非常必要,确定切缘没有肿瘤细胞浸润有利于减少合并症及不必要的医疗纠纷。

（3）纵隔及肺门淋巴结应该在吻合前彻底清扫,减少吻合后的操作,有利于避免吻合口合并症。

3. 麻醉

袖状肺叶切除术时,麻醉管理极其重要,应该采用双腔气管内插管,术中单肺通气,保证良好的显露术野,有时也可以采用加长的单腔气管内插管插至对侧健肺单肺通气,不过操作较困难,技术要求较高,应该由经验丰富的麻醉师实施。

支气管肺动脉同时成型:当肿瘤侵及一侧肺动脉主干,而远端肺动脉尚能保留时,切除部分肺动脉或者切除一段肺动脉,将远端肺动脉与近端肺动脉吻合的手术称为肺血管成型,常常与两肺上叶袖状肺叶切除同时进行,可以既保证彻底切除肿瘤,又尽可能保留较多肺功能。

同时行肺动脉成型时,首先游离肺动脉近心端置阻断带,必要时阻断后再游离远心端。切除肺动脉的长度要尽可能短,以免吻合时张力过大,切除的支气管长度要超过切除肺动脉的长度。吻合顺序是先吻合支气管,并用周围组织包埋,以减少张力及对血管吻合口的刺激。如果切除的支气管长度较长,吻合时有张力,可以将下肺静脉周围的心包剪开,使下肺静脉能够自由移动,就可以减少支气管吻合口的张力。阻断肺动脉近心端后从远端向肺动脉内一次性注入稀释肝素(0.5mg/kg)盐水50ml,防止血栓形成,无需全身抗凝。将肺动脉两断端靠近,用3-0或4-0滑线自一端外向内进针,从另一端内向外出针,然后打结,继续外内内外连续缝合,针距2mm,边距2mm。注意保证血管内膜对合整齐,缝合至1/2处时打结,再连续缝合前壁,缝到最后一针时打结前向血管内推注肝素盐水,排出杂物及气体后开放远端止血钳,再开放近端止血钳,最后缝线打结。缝线不要收缩的太紧,以免吻合口狭窄。

[右肺上叶袖状切除]

右肺上叶病变侵及支气管开口时,为保证切缘干净,应该行右肺上叶袖状切除,保留中、下叶,将中间干支气管与右主支气管吻合。

全麻、左侧双腔气管内插管,左侧卧位,右后外侧切口,经第 5 肋间进胸,仔细探查后,单肺通气,游离肺门全周,切断下肺韧带;在奇静脉下游离、显露肺动脉第一支(图 4 - 19),近心端结扎、缝扎,远心端分支结扎、切断,并向深部解剖,显露肺动脉主干,必要时在膈神经后方剪开心包,游离、显露肺动脉主干,并预留阻断带,以便随后牵拉显露。

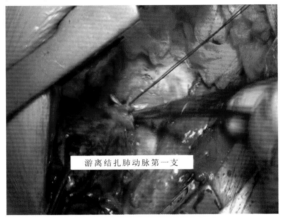

图 4 - 19　游离结扎肺动脉第一支

打开叶裂,游离、显露上叶后段上升支,近心端结扎两道,远心端结扎、切断(图 4 - 20,图 4 - 21)。

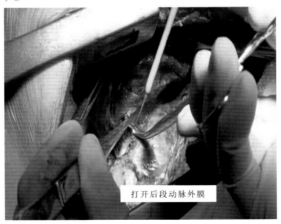

图 4 - 20　打开后段动脉外膜

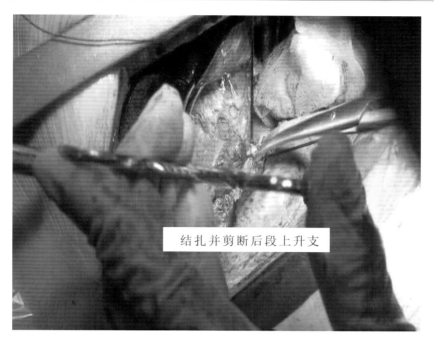

图 4 - 21　结扎并剪断后段上升支

将上叶向后方翻转,在前纵隔游离、显露上叶肺静脉,近心端结扎两道,远心端分支结扎,注意保护中叶静脉(见图 4 - 22,图 4 - 23)。

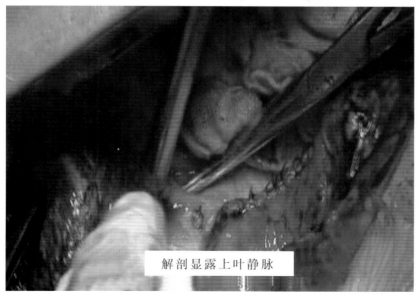

图 4 - 22　解剖显露上叶静脉

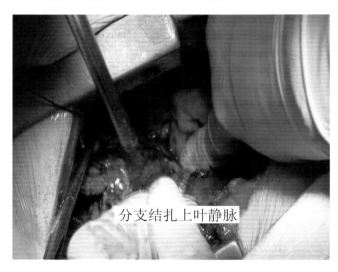

分支结扎上叶静脉

图 4 - 23 　分支结扎上叶静脉

　　上叶动静脉处理后，充分游离、显露右肺动脉干，并用阻断带向前牵拉，清除肺门、支气管旁、气管支气管旁及隆突下淋巴结，解剖、牵开奇静脉或切断奇静脉（见图 4 - 24），两端结扎，充分显露右主支气管（图 4 - 25）及中间干支气管（图 4 - 26），垂直于中间干支气管长轴横断中间干支气管（图 4 - 27），在右主支气管起始部垂直于右主支气管长轴横断右主支气管（图 4 - 28），去除上叶及部分支气管，送病理检查，确认切缘阴性（图 4 - 29）。

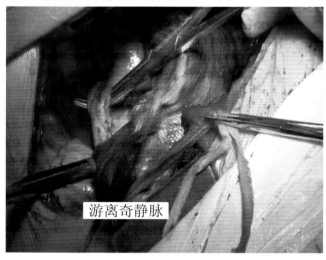

游离奇静脉

图 4 - 24 　游离奇静脉

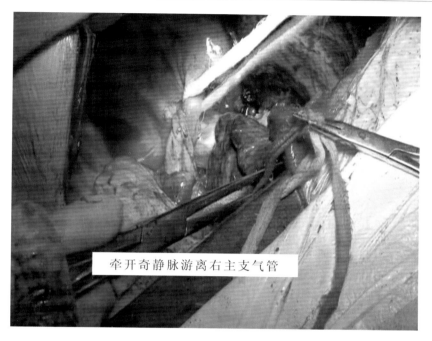

牵开奇静脉游离右主支气管

图 4 - 25　牵开奇静脉游离右主支气管

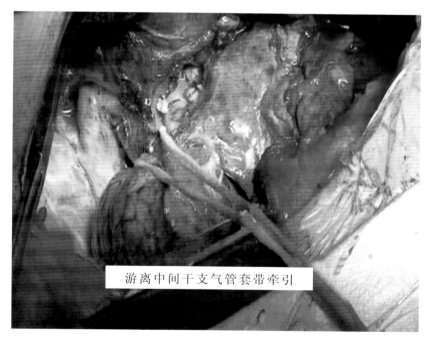

游离中间干支气管套带牵引

图 4 - 26　游离中间干支气管套带牵引

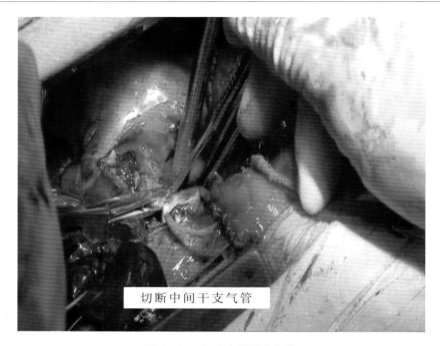

图 4 - 27　切断中间干支气管

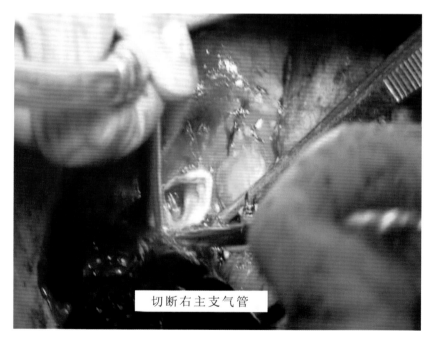

图 4 - 28　切断右主支气管

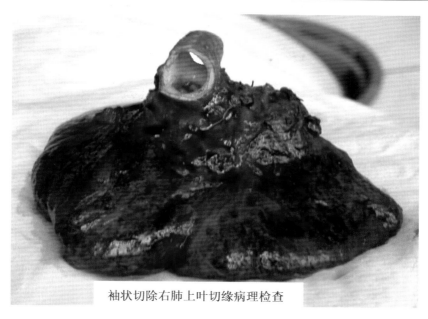

袖状切除右肺上叶切缘病理检查

图 4 - 29　袖状切除右肺上叶切缘病理检查

　　吸除气道内分泌物,消毒两侧支气管断端,用 3 - 0 无损伤、可吸收线从支气管的纵隔侧开始缝,第一针从中间干支气管断端软骨部与膜状部交界处由外向内进针(图 4 - 30),再从右主支气管软骨部与膜状部交界处由内向外出针(图 4 - 31),线结留在背侧(图 4 - 32)。第二针同样外内内外进针出针,线结必须留在前侧(图 4 - 33,图 4 - 34),两端边距均为 3mm,中间干端针距 2mm,右主支气管端针距 3mm,用无损伤血管钳将中下叶及中间干支气管向上推拉,使两断端靠近,在无张力的情况下打结,第一针线结留在后侧,第二针线结留在前侧(图 4 - 35),然后依次缝合第三、第四,甚至第五针。线结均留在前侧,吻合口的这第二、三、四针是吻合口的后壁,缝合稍困难。缝合、打结时都要确切,如果有遗漏很难修补,也可以在缝合时稍稍带上一点纵隔软组织,以避免针眼漏气。吻合口前壁的缝合相对简单,打结后有时中间干支气管会自然稍稍套入右主支气管,完成软骨部间断缝合(图 4 - 36)后,将膜状部连续缝合(图 4 - 37),打结前用无菌吸痰管吸净气道内血迹及分泌物,线头一端与第一针线结打结。另一端与软骨部最后一针线结打结;胸腔内注水,请麻醉师膨肺(图 4 - 38),确认无漏气后用奇静脉及纵隔胸膜包埋、覆盖吻合口(图 4 - 39)。

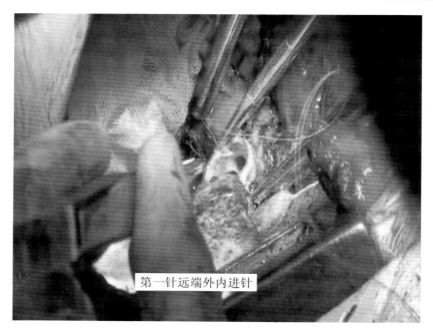

图 4 - 30 第一针远端外内进针

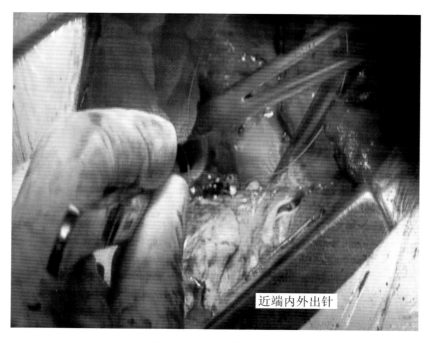

图 4 - 31 近端内外出针

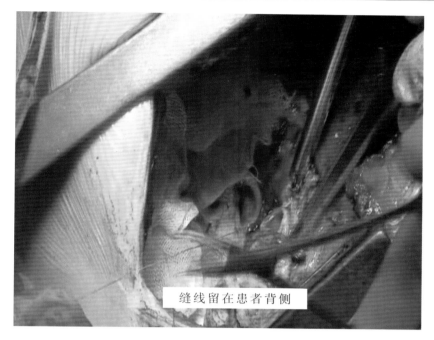

缝线留在患者背侧

图 4 - 32 缝线留在患者背侧

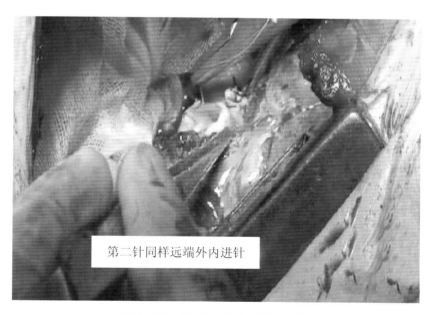

第二针同样远端外内进针

图 4 - 33 第二针同样远端外内进针

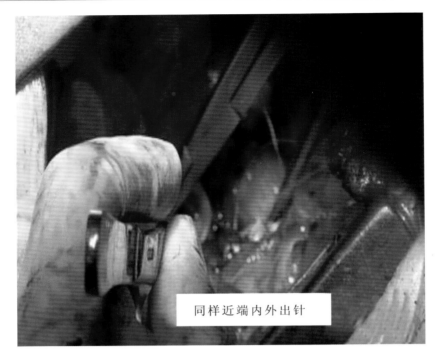

图 4 - 34   同样近端内外出针

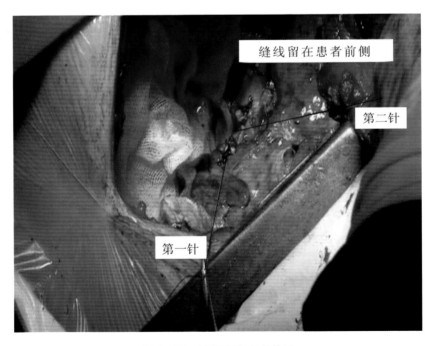

图 4 - 35   缝线留在患者前侧

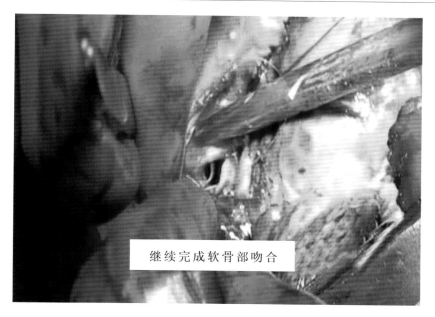

继续完成软骨部吻合

图 4 - 36 继续完成软骨部吻合

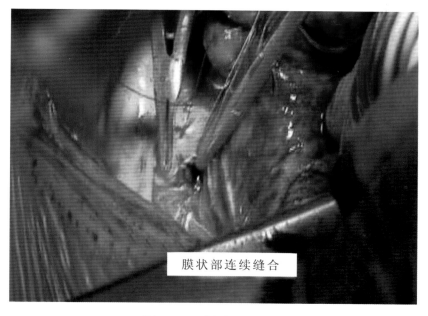

膜状部连续缝合

图 4 - 37 膜状部连续缝合

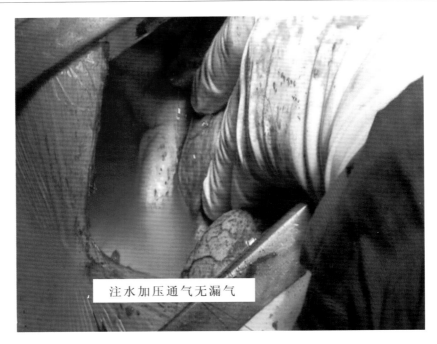

图 4 - 38 注水加压通气无漏气

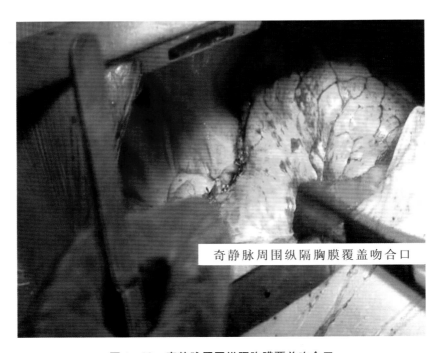

图 4 - 39 奇静脉周围纵隔胸膜覆盖吻合口

如果病变较重切除的支气管较长,两断端距离较远,吻合可能张力较大时,不要勉强吻合,应该沿下肺动静脉边缘切开心包,使肺门充分游离,这样就可以使中下叶上提约 2cm,完全可以确保支气管吻合口无张力吻合。

彻底止血后,一定要在腋后线第 7 肋间及锁骨中线第 2 肋间分别各留置一根胸腔闭式引流管,以避免术后残腔。清点敷料器械如数后,可吸收线跨肋间间断缝合关胸,逐层缝合。

[右肺上叶袖状切除加右肺动脉成型]

右肺上叶病变侵及支气管开口并侵及右肺动脉主干时,为保证切缘干净,应该行右肺上叶袖状切除、肺动脉成型;保留中、下叶,将中间干支气管与右主支气管吻合,同时切除部分肺动脉,将肺动脉对端吻合。

麻醉、体位、切口均与右肺上叶袖状切除相同。仔细探查后游离肺门周围纵隔胸膜,切断下肺韧带。将肺组织翻向下方,在奇静脉进入上腔静脉处下方游离显露右肺动脉主干,如果粘连过紧也可以在膈神经后方剪开心包,在心包内、上腔静脉与升主动脉之间游离显露右肺动脉主干,并预留阻断带,再向右肺动脉远端逐步游离,直至肿瘤侵犯的边缘。打开叶裂,游离、显露肺动脉下干,直至充分显露下叶尖段及中叶动脉近心端。也可以先将上叶向后方翻转,在前纵隔游离、显露上叶肺静脉,近心端结扎两道,远心端分支结扎,注意保护中叶静脉。充分游离肺动脉并处理肺静脉后,用阻断带将肺动脉向前牵拉,清除肺门、支气管旁、气管支气管旁及隆突下淋巴结,充分显露右主支气管及中间干支气管,此时用无损伤血管钳夹闭肺动脉近心端,在远心端注射肝素(0.5mg/kg)盐水 50ml,再于下叶尖段与中叶动脉水平阻断肺动脉下干,分别切断肿瘤两端的肺动脉,再切断左主支气管及中间干支气管,移出病肺送病理检查。吸除气道内分泌物,消毒支气管两断端,先吻合支气管(方法同上叶袖状切除),再将肺动脉两断端靠近,用 3-0 或 4-0 滑线自一端外向内进针,从另一端内向外出针,然后打结,继续外内内外连续缝合,针距 2mm,边距 2mm,吻合时努力使两断端内膜对合,缝合至 1/2 处时打结。再连续缝合前壁,打结前用肝素盐水冲洗并充满血管内腔,先开放远端阻断钳,再开放近端阻断钳,干纱布轻压吻合口数分钟可以防止针孔渗血。胸腔内注水,请麻醉师膨肺,确认支气管无漏气后用奇静脉及纵隔胸膜包埋、覆盖支气管吻合口。关胸步骤同肺叶袖状切除。

[左肺上叶袖状切除]

左肺上叶病变侵及支气管开口时,为保证切缘干净,应该行左肺上叶袖状切除,左下叶支气管与左主支气管吻合。由于左上下叶间距离很近,仅有一个间嵴相隔,所以临床实践中左肺上叶袖状切除的机会并不很多。

全麻、右侧双腔气管内插管,右侧卧位,左后外侧切口,经第 5 肋间进胸,仔细探查后,单肺通气,游离肺门全周,切断下肺韧带。在主动脉弓下游离、显露肺动脉第一支,近心端结扎、缝扎,远心端分支结扎、切断;并向后方及深部解剖,显露肺动脉主干,必要时在膈神经后方剪开心包,游离、显露肺动脉主干,并预留阻断带,以便随后牵拉显露。打开叶裂,游离、显露上叶后段动脉支,近心端结扎两道,远心端结扎、切断。继续向下游离显露舌段动脉支,近心端结扎两道,远心端分支结扎、切断。也可以打开叶裂后,先解剖、处理舌段动脉,再处理后段动脉,最后处理尖前段动脉,遵循先易后难原则,术中灵活应用。将上叶向后方翻转,在前纵隔游离、显露上叶肺静脉，近心端结扎两道，远心端分支结扎。如果病变侵犯肺门，粘连较紧，静脉处理困难，可以在膈神经后方，切开心包，在心包内处理上肺静脉，结扎、缝扎，甚至可以用心耳钳夹闭静脉近心端的部分左房，滑线连续缝合近心端，确保彻底止血。

上叶动静脉处理后，充分游离、显露左肺动脉干，并用阻断带向后上牵拉，清除肺门、支气管旁、气管支气管旁及隆突下淋巴结，充分显露左主支气管及上下叶支气管，在左主支气管距病变约 1cm 处，垂直于左主支气管长轴横断左主支气管，垂直于下叶支气管长轴横断下叶支气管（图 4 - 40），去除上叶及部分支气管，送病理检查，确认切缘阴性。吸除气道内分泌物，消毒两侧支气管断端，用 3 - 0 无损伤、可吸收线从支气管的纵隔侧开始缝。第一针从下叶支气管断端软骨部与膜状部交界处外向内进针，再从左主支气管软骨部与膜状部交界处内向外出针，线结留在后侧。第二针同样从下叶软骨部外向内进针，内向外出针，线结必须留在前侧，两端边距均为 3mm，下叶端针距 2mm，左主支气管端针距 3mm，用无损伤血管钳将下叶支气管及肺组织向上推移，使两断端靠近，在无张力的情况下打结。第一针线结留在后侧，第二针线结留在前侧，然后依次缝合第三、第四、甚至第五针。线结均留在前侧，吻合口的这第二、三、四针是吻合口的后壁，缝合稍困难，缝合、打结时都要确切，如果有遗漏很难修补，也可以在缝合时稍稍带上一点纵隔软组织，以避免针眼漏气。吻合口前壁的缝合相对简单，打结后有时下叶支气管会自然稍稍套入左主支气管，完成软骨部间断缝合后，将膜状部连续缝合，打结前用无菌吸痰管吸净气道内血迹及分泌物，线头一端与第一针线结打结，另一端与软骨部最后一针线结打结。胸腔内注水，请麻醉师膨肺，确认无漏气后用纵隔胸膜包埋、覆盖吻合口。左上下叶距离较近，切除的支气管不可能太长，所以一般情况下吻合口张力都不会太大。

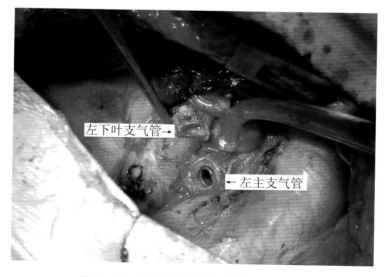

图 4 - 40　奇静脉周围纵隔胸膜覆盖吻合口

彻底止血后,一定要在腋后线第7肋间及锁骨中线第2肋间分别各留置一根胸腔闭式引流管,以避免术后残腔。清点敷料器械如数后,可吸收线跨肋间间断缝合关胸,逐层缝合。

[左肺上叶袖状切除加左肺动脉成型]

左肺上叶病变侵及支气管开口及左肺动脉主干时,为保证切缘干净,应该行左肺上叶袖状切除及肺动脉成型,左下叶支气管与左主支气管吻合。由于左上下叶间距离很近,仅有一个间嵴相隔,所以临床实践中左肺上叶袖状切除的机会并不很多,左肺动脉主干较右肺动脉干短,因此左肺动脉成型的机会也比较少。

麻醉、体位、切口均与左肺上叶袖状切除相同。仔细探查后,单肺通气,游离肺门全周,切断下肺韧带。在主动脉弓下游离、显露左肺动脉主干,必要时在膈神经后方剪开心包,游离、显露肺动脉主干,并预留阻断带,以便随后牵拉显露。打开叶裂,游离、显露下叶尖段动脉及基底段动脉,尽可能显露上叶舌段动脉,以便能够保留较长的肺动脉下干,利于吻合。将上叶向后方翻转,在前纵隔游离、显露上叶肺静脉,近心端结扎两道,远心端分支结扎。如果病变侵犯肺门,粘连较紧,静脉处理困难,也可以在心包内处理上肺静脉,结扎、缝扎,甚至可以用心耳钳夹闭静脉近心端的部分左房,滑线连续缝合近心端,确保彻底止血。

充分游离、显露左肺动脉主干及下干,并处理上叶动静脉后,用无损伤血管钳阻断肺动脉主干,远端注入肝素(0.5mg/kg)盐水50ml,再阻断下干,切断肿瘤两端肺动脉,清除肺门、支气管旁、气管支气管旁及隆突下淋巴结,充分显露左主支气管及上下叶支气管,切断支气管,去除上叶及部分支气管,送病理检查。吸除气道内分泌物,消毒两侧支气管断端,先吻合支气管,方法同左上叶袖状切除,再吻合肺动脉,将肺动脉两断端靠近,用3-0或4-0滑线自一端外向内进针,从另一端内向外出针,然后打结,继续外内内外连续缝合,针距2mm,边距2mm,吻合时努力使两断端内膜对合,缝合至1/2处时打结。再连续缝合前壁,打结前用肝素盐水冲洗并充满血管内腔,开放远端阻断钳,再开放近端阻断钳,干纱布轻压吻合口数分钟可以防止针孔渗血。胸腔内注水,请麻醉师膨肺,确认支气管无漏气、肺动脉无出血后用纵隔胸膜包埋、覆盖支气管吻合口。关胸步骤同肺叶袖状切除。

[左肺下叶袖状切除]

左肺下叶病变侵及支气管开口时,为保证切缘干净,应该行左肺下叶袖状切除,左上叶支气管与左主支气管吻合。由于左上下叶间距离很近,仅有一个间嵴相隔,所以临床实践中左肺下叶袖状切除的机会并不很多。

全麻,右侧双腔气管内插管(也可以用左侧插管,吻合时稍稍退管即可),右侧卧位,左后外侧切口,经第5肋间进胸。仔细探查后,单肺通气,游离肺门全周,切断下肺韧带。在主动脉弓下游离、显露肺动脉主干,必要时在膈神经后方剪开心包,游离、显露肺动脉主干,并预留阻断带,以便随后牵拉显露。打开叶裂,游离、显露下叶尖段动脉支、舌段动脉支及基底段动脉支,如果舌段动脉支高于尖段动脉支,可以将下叶动脉近心端结扎、缝扎各一道,远心端分支结扎、切断。如果舌段动脉支低于尖段动脉支,则应该分别处理尖段及基底段动脉,确保舌段供血。将上叶向上方翻转,在下肺韧带根部显露、解剖下肺静脉,近心端结扎、缝扎各一道,远心端分支结扎。如果病变侵犯肺门,粘连较紧,静脉处理困难,可以在膈神经后方,切开心包,在心包内处理下肺静脉,结扎、缝扎,甚至可以用心耳钳夹闭静脉近心端的部分左房,滑线连续缝合近心端,确保彻底止血。

下叶动静脉处理后,清除肺门、支气管旁、气管支气管旁及隆突下淋巴结,充分显露左主支气管及上下叶支气管。在距病变约1cm处,与左主支气管长轴呈锐角切断左主支气管,垂直于上叶支气管长轴横断上叶支气管,去除下叶及部分支气管,送病理检查。吸除气道内分泌物,消毒两侧支气管断端,用3-0无损伤、可吸收线从支气管的纵隔侧开始缝,第一针从上叶支气管断端软骨部与膜状部交界处外向内进针,再从左主支气管软骨部与膜状部交界处内向外出针,线结留在后侧。第二针同样从上叶软骨部外向内进针,左主支气管内向外出针,线结必须留在前侧,两端边距均为3mm,上叶端针距2mm,左主支气管端针距3mm,用无损伤血管钳将上叶支气管及肺组织向前推移,使两断端靠近,在无张力的情况下打结。第一针线结留在后侧,第二针线结留在前侧,然后依次缝合第三、第四,甚至第五针,线结均留在前侧。吻合口的这第二、三、四针是吻合口的后壁,缝合稍困难,缝合、打结时都要确切,如果有遗漏很难修补,也可以在缝合时稍稍带上一点纵隔软组织,以避免针眼漏气。吻合口前壁的缝合相对简单,打结后有时上叶支气管会自然稍稍套入左主支气管。完成软骨部间断缝合后,将膜状部连续缝合,打结前用无菌吸痰管吸净气道内血迹及分泌物,线头一端与第一针线结打结,另一端与软骨部最后一针线结打结。胸腔内注水,请麻醉师膨肺,确认无漏气后用纵隔胸膜包埋、覆盖吻合口。左上下叶距离较近,切除的支气管不可能太长,所以一般情况下吻合口张力都不会太大。

彻底止血后,一定要在腋后线第7肋间及锁骨中线第2肋间分别各留置一根胸腔闭式引流管,以避免术后残腔。清点敷料器械如数后,可吸收线跨肋间间断缝合关胸,逐层缝合。

[左主支气管袖状切除]

局限于左主支气管内的病变(如支气管腺瘤)、局部支气管狭窄、外伤支气管断裂,为保留较多肺功能,应该实施左主支气管袖状切除。

全麻,右侧双腔气管内插管,右侧卧位,左后外侧切口,经第5肋间进胸。仔细探查后,单肺通气,切断下肺韧带。

将肺组织翻向前方,剪开肺门后方纵隔胸膜,清除隆突下淋巴结及气管支气管旁淋巴结,逐渐显露左主支气管。游离、显露过程中要注意避免损伤前上方的左肺动脉干。紧靠支气管外膜游离,依据术前纤维支气管镜、CT等资料判定切除左主支气管的长度,也可以先于左主支气管中部剪开,沿长轴向两端剪开,直至达到满足肿瘤两端切除长度,再横断支气管。两断端消毒后,用3-0无损伤、可吸收线从支气管的纵隔侧开始缝。第一针从远端支气管断端软骨部与膜状部交界处外向内进针,再从近端支气管软骨部与膜状部交界处内向外出针,线结留在后侧。第二针同样从远端支气管软骨部外向内进针,近端支气管内向外出针,线结必须留在前侧,两端边距均为3mm,远端针距2mm,近端针距3mm。用无损伤血管钳将远端支气管及肺组织向前上推移,使两断端靠近,在无张力的情况下打结。第一针线结留在后侧,第二针线结留在前侧,然后依次缝合第三、第四,甚至第五针,线结均留在前侧。吻合口的这第二、三、四针是吻合口的后壁,缝合稍困难,缝合、打结时都要确切,如果有遗漏很难修补,也可以在缝合时稍稍带上一点纵隔软组织,以避免针眼漏气。吻合口前壁的缝合相对简单,打结后有时远端支气管会自然稍稍套入近端支气管,完成软骨部间断缝合后,将膜状部连续缝合,打结前用无菌吸痰管吸净气道内血迹及分泌物。线头一端与第一针线结打结,另一端与软骨部最后一针线结打结。胸腔内注水,请麻醉师膨肺,确认无漏气后用纵隔胸膜包埋、覆盖吻合口。

彻底止血后,一定要在腋后线第7肋间及锁骨中线第2肋间分别各留置一根胸腔闭式引流管,以避免术后残腔。清点敷料器械如数后,可吸收线跨肋间间断缝合关胸,逐层缝合。

（四）全肺切除、胸膜全肺切除、心包内全肺切除

全肺切除即一侧全肺切除,适应于肺功能良好、病变较为广泛的病例。包括肿瘤已侵及肺叶支气管开口,或肿瘤起源于及侵犯到一侧主支气管的病例。在不能保留任何肺组织的情况下,只能行全肺切除。相对而言,全肺切除较袖状切除,甚至肺叶切除手术操作都稍简单,但是术后心肺功能的维护更要细心、周全。

1. 左全肺切除术

全麻,右侧双腔气管内插管,右侧卧位,左后外侧切口,经第5肋间进胸。仔细探查后,右侧单肺通气,游离肺门全周纵隔胸膜,切断下肺韧带。

主动脉弓是左侧肺门的上界,将肺组织翻向下方,在主动脉弓下缘游离左侧肺动脉干,切断通向肺门的迷走神经分支,尽量远离主动脉外膜,注意保护环绕主动脉弓的喉返神经。切开左肺根部胸膜后,即可看到左肺动脉的轮廓,用手可扪到表面搏动,剪开肺动脉周围结缔组织即可较清楚地看到肺动脉干,沿其走行方向细心地解剖游离,可分离出左肺动脉干。用小直角钳由肺动脉下方穿过稍向近心、远心端轻轻分离达到所需的长度,近心端双7号丝线结扎,再缝扎一道,远心端最好在第一分支及分支以远分别结扎,再分支剪断,以保证不会滑脱。

将肺组织翻向后方,显露前纵隔的上肺静脉,沿其走行两侧细心游离,先结扎远心端各分支,再结扎近心端,并在距近心端结扎线5mm左右,贯穿缝扎一道,再各个分支剪断。静脉近心端结扎必须牢靠、确切,避免将心包一起结扎,必要时可以在心包内结扎,以保证近端结扎线不易脱落。然后将左肺翻向上方,显露肺门下方,下肺静脉的下方可触及下肺静脉旁淋巴结,上方为支气管,游离出下肺静脉,同样近心端结扎、缝扎各一道,远心端结扎,再切断。同样需要防止心包被一起结扎,而脱落出血。

最后游离左主支气管,用大直角钳将支气管远端夹闭,可以减少肺内分泌物沿支气管流入健侧,也便于操作,轻轻提起左肺,分离支气管周围组织,清除支气管旁淋巴结及隆突下淋巴结,在距隆突约3～5mm处切断支气管,取出肺标本送

病理检查。吸除支气管断端残血及分泌物,并消毒,3－0 无损伤可吸收线间断、全层缝合,两端线结打在支气管侧面并保留。胸腔内注水,并请麻醉师加压膨肺,证实支气管断端无漏气后,用两端缝线穿过纵隔胸膜结扎,这样就将断端埋藏在纵隔胸膜下了,有利于防止支气管断端瘘。

彻底止血,在锁骨中线第 2 肋间放置引流管,冲洗胸腔。清点敷料器械如数后,间断、严密缝合肋间肌,防止术后胸腔积液外渗到胸壁内,然后逐层关胸。

2. 右全肺切除术

右肺较左肺体积大,右全肺切除损失的肺功能也较左全肺切除多,因此右全肺切除更应该慎重,术前必须做好评估,避免术后呼吸残废,影响生活质量,甚至造成死亡。

全麻,左侧双腔气管内插管,左侧卧位,右后外侧切口,经第 5 肋间进胸。仔细探查后,左侧单肺通气,游离肺门全周纵隔胸膜,切断下肺韧带。

将肺组织翻向下后方,显露出奇静脉,奇静脉是右肺门的上界,剪开奇静脉下方及肺门前方的纵隔胸膜,钝性分离胸膜下疏松组织,显露右肺动脉主干及其尖前分支。如果肿瘤侵犯肺门或者粘连极紧,则在膈神经后方剪开心包,在心包内游离、显露右肺动脉,近心端结扎、缝扎各一道,远心端最好分支结扎,并于分支切断。

将肺组织翻向后方,解剖前纵隔,右上肺静脉的上缘贴近右肺动脉主干,当肺动脉主干离断后,比较容易充分游离、显露右上肺静脉,远心端分支结扎,近心端结扎、缝扎各一道。上肺静脉切断处理后,将肺组织翻向上方,游离、显露下肺静脉,同样近心端结扎、缝扎各一道,远心端分支结扎,切断。

最后用大直角钳夹闭右主支气管远端,减少肺内分泌物流入健侧支气管,同时便于操作,轻轻提起右肺,分离支气管周围组织,清除支气管旁淋巴结及隆突下淋巴结,在距隆突约 3～5mm 处切断支气管,取出肺标本送病理检查。吸除支气管断端残血及分泌物并消毒,3－0 无损伤可吸收线间断、全层缝合,两端线结打在支气管侧面并保留。胸腔内注水,并请麻醉师加压膨肺,证实支气管断端无漏气后,用两端缝线穿过纵隔胸膜结扎,这样就将断端埋藏在纵隔胸膜下了,有利于防止支气管断端瘘。

彻底止血,在锁骨中线第 2 肋间放置引流管,冲洗胸腔。清点敷料器械如数后,间断、严密缝合肋间肌,防止术后胸腔积液外渗到胸壁内,然后逐层关胸。

(五)肺段切除及肺局部楔形切除

肺段是组成肺叶的一个解剖单位,有固有的段支气管、肺段动脉和肺段静脉,但是段与段之间肺组织相连,无解剖学上分离面,因此肺段切除比较复杂,要求较高。

肺段切除术时,首先要游离、切断肺段动脉、静脉,再游离、切断段支气管,用止血钳夹持支气管的远心端向肺周边牵拉,同时请麻醉师膨肺,此时病肺呈不张状态,与邻近肺段充气状态呈相对的段间界限,就是要切除的肺段范围。沿肺不张的界限钝性分离,将肺段撕脱,并逐支切断、结扎段间血管及较粗的支气管断端。切除肺段后将剥离面周边的胸膜连同肺组织间断对合缝合,可以减少漏气。术后应该保持胸腔闭式引流管通畅,直至没有液体排出,水柱没有波动后再拔除引流管。

目前已经用局部楔形切除代替肺段切除了,局部楔形切除不需要解剖肺血管及支气管,操作较为简单,也比较安全,不容易产生并发症。

探查确定病变部位后,在病变两侧 1～2cm 处,从肺的周边向中心斜行夹上两把长血管钳,两把血管钳尖部相对合,切除包括病变在内的三角形的肺组织。在血管钳的近侧,贯穿全层肺组织间断缝合,撤除血管钳后逐一打结,胸腔内注水,麻醉师加压膨肺,在漏气处加缝或局部结扎,确保不漏气。

第六节　手术后特殊处理要点

肺部手术胸腔暴露时间较长,除可以计算的出血量以外,还有一些不显性液体丢失,切除肺叶或全肺都带走一定的血液和体液,血容量和体液、电解质的丢失以及麻醉的影响、术后纵隔移位等,可以造成一定程度的心肺功能不全,术中及术后早期可能出现心率增快、心律不齐、血压波动、病人躁动等,应该严密监护,维持吸氧、输液,充分换气,待病人生命指征平稳,再变换体位、搬动病人,搬动时动作要轻柔、稳当、缓慢,避免推、拉、牵、拽。运送时专人护送,维持吸氧,胸腔引流管保持开放,并要低于体位,以防止产生高压气胸。

癌症患者存在高凝状态,最常见的是纤维蛋白原升高、血小板增多,还常伴有凝血因子 V、Ⅷ、Ⅸ、Ⅺ的升高,常规凝血象检查凝血酶时间、活化部分凝血活酶时间、凝血时间等缩短。因此术后尽可能不要使用止血药,以减少血栓形成,栓子脱落,引起肺栓塞、急性心梗、脑栓塞的发生。

同时老年人活动量已经减少,术后卧床等因素,要鼓励患者术后早期活动,尤其是卧床期间就要加强肢体活动。适当使用镇痛药,减轻痛苦,有利于术后咳嗽、排痰,减少呼吸道并发症。

老年患者尤其是长年吸烟的患者术后要保证液体入量,避免因脱水致使呼吸道分泌物过于黏稠,不易排除,引起气道感染甚至肺不张,可以常规使用化痰药,雾化吸入及翻身、拍背护理。

(张志泰)

第五章　小儿肺手术出血防范及控制技术

小儿肺切除与成人不同,以各种先天性疾病为主,主要包括先天性肺囊肿、肺叶性气肿、肺大疱、隔离肺、肺动静脉瘘、肺脓肿、脓胸支气管胸膜瘘、支气管食管瘘、支气管异物等。

患儿常常有不同程度的咳嗽、气急、紫绀,有些伴有发热、胸闷、胸痛、痰中带血或咯血。

患侧肺部呼吸音减弱或消失,有时可闻及肺部啰音。

胸部正侧位 X 线片、CT 是常用的检查方法。

术前常规血气分析常会有不同程度的呼吸性酸中毒和血氧饱和度降低。

小儿肺切除要把握好手术适应症,选择合理的手术时机和手术方法,以便保证治愈率。

肺囊肿、隔离肺、肺叶性气肿、肺大疱、肺动静脉瘘等均属良性病变,手术原则上应尽量保留肺组织。

手术适应症

(1)新生儿、婴幼儿先天性疾病,如肺动静脉瘘、肺隔离症,无内科治愈方法,应该手术治疗。如果出现紫绀、血胸、呼吸窘迫或心力衰竭,胸片示肺叶性气肿、张力性气囊肿或并发张力性气胸、血胸应该急诊手术。

(2)经内科治疗经久不愈的肺炎、脓胸、肺脓肿,常为肺囊肿、隔离肺等继发感染,应控制炎症后早期手术。

(3)支气管胸膜瘘、肺脓肿、支气管异物所致感染,保守治疗无效的应该手术治疗。

(4)反复感染、有大咯血史不能完全排除先天性肺囊肿或肿瘤引起的应该行手术治疗。

近年来需行肺切除的小儿病例有增加趋势,这与小儿麻醉、小儿胸外科的进展、普及有密切关系。

第一节　解剖学要点

小儿胸廓处于发育阶段,弹性、韧性都比较大,肋骨也比较柔韧,因此开胸入路无须过分强调。不过要注意年龄特点,5 岁以下小儿胸廓较浅,术者手指长度能够完成胸内操作;而 7～9 岁患儿胸廓已经长大,但是又没有达到成人胸廓的大小,术者手指已经很难抵达胸腔深部,而整个手进入胸腔操作又有困难,因此操作比小儿、成人都要困难,术者必须格外小心,避免因操作不当引起意外。

小儿气管、支气管、肺的解剖结构与成人完全相同,只是小儿支气管纤细、软骨环柔软,容易受挤压、牵拉变形;肺顺应性好,组织弹性好,术中会迅速萎陷,若气道内有分泌物存留也容易出现肺不张;当外界挤压、牵拉因素解除、分泌物排出,由于小儿的肺代偿能力很强,可以迅速复张。合并先天畸形时,如食管支气管瘘等,解剖、辨认畸形异常的支气管就是手术的关键,需特别认真、仔细。

小儿肺血管的解剖结构也与成人相同,只是非常纤细,牵拉可以完全变形,容易被误认为是纤维索条,如果炎症粘连重,极易损伤、出血,因此解剖过程中必须认真、仔细。一些先天性疾病会合并肺血管畸形,如隔离肺、肺动静脉瘘等,更应特别慎重。

小儿肺切除时,解剖处理支气管要仔细,注意保持支气管断端良好血运,切除肺叶后的支气管断端长短要适宜,一般仅保留 2~3mm。避免支气管断端过长,以防止术后分泌物潴留在断端。引起感染甚至支气管断端瘘。支气管断端一定要认真处理,一定要在缝合完成后在胸腔内注水,请麻醉师加压膨肺,确认没有断端漏气十分必要,然后再用纵隔胸膜及周围组织覆盖支气管断端。这样可以有效减少术后并发症的发生,但是切记不要使余肺支气管扭曲或成角,否则会严重影响通气功能。

感染重的肺囊肿、肺脓肿在术中应避免用力提拉、挤压患肺,以防病变肺内液体倒流造成污染或窒息,必要时可以先钳闭病变肺支气管。

第二节　麻　醉

小儿处于生长发育过程中,与成人比较,无论在解剖、生理和病理方面均有其特点。小儿肺切除的麻醉也有独特之处,处理不当可产生麻醉并发症、意外,甚至死亡。

麻醉的首要问题在于保持呼吸道的通畅,小儿呼吸肌弱,通气量小,健康肺顺应性好,开胸后术侧健肺迅速萎陷,呼吸面积减少,所以呼吸常常浅快,不能维持有效肺泡通气量,对保证充分氧供和二氧化碳排出均非常不利。二氧化碳被重新吸入的程度及在管腔内的阻力与死腔的容量大小有关,因此,成人循环密闭式装置死腔与阻力均大,不适于小儿,术中应该采用小儿呼吸机及配套管路。

小儿肺切除手术多数是湿肺手术,包括肺囊肿、肺脓肿、支气管扩张、支气管胸膜瘘、脓胸等的手术,常常是排痰量每天达数十毫升以上的肺部疾患。麻醉处理关键是要防止脓痰液流入健肺造成感染扩散及堵塞气道,甚至引起窒息。因此,①术前要采用体位引流,积极抗生素治疗,控制痰量降至最低限度;②麻醉时采用快速诱导,避免插管期间咳嗽,痰液涌出堵塞气道,并要随时吸引;③采用双腔气管插管或单侧支气管插管,便于分侧控制呼吸、隔绝污染和痰液吸引;④术中及时发现呼吸道分泌物并随时吸出。插管后、体位改变后、肺萎陷时、肺受挤压时、切断支气管前和阻断病肺支气管后、整修支气管断端后、加压通气观察支气管断端及肺裸面有否漏气前、术毕膨胀肺前、拔除插管前均要常规呼吸道吸引,吸净分泌物。术中侧卧位时要尽可能稍头低位,以便体位引流。双腔气管插管吸痰时要使用两根吸痰管,两侧分开各用一根,避免交叉感染。

由于小儿的气管、支气管内径较小,没有适合小儿的双腔气管插管,单腔支气管插管就具有独特的应用价值,也就是将气管插管直接插入健侧支气管,行单侧肺通气。不过小儿的气管、支气管均较短,而且纵隔又多不固定,活动度很大,手术时的牵拉容易使气管、支气管移位,从而引起插管滑脱,尤其是右侧支气管插管更难固定。如果为了防止插管滑脱而插入较深,则可能阻塞上叶支气管开口,尤其是右上叶开口,影响呼吸功能。所以要强调:术日注射阿托品前鼓励患儿尽量咳嗽、排净痰液。麻醉诱导后先插气管内插管,在浅麻醉下吸痰管刺激咳嗽,并吸净痰液,然后再加深麻醉将插管送入健侧支气管内。

术中手术医师操作要轻柔,开胸游离肺门后先解剖病肺支气管,尽早夹闭准备切除的肺叶支气管,阻断病肺分泌物流出,即便气管导管滑脱、移位也可减少健肺感染、肺不张和窒息等危害。然后再游离解剖、处理肺动脉及肺静脉,切除病肺。

监测:小儿可以耐受手术,年龄小并非手术禁忌症,但是由于小儿尚未发育成熟,而且还常常伴发其他畸形或肺发育不良,手术创伤容易引起生理紊乱,出现电解质丢失、酸碱失衡、肺不张及肺部感染等并发症,因此要注意术中监测。除正确使用呼吸机、严格气道管理、避免感染外,还要密切监测心率、血压、中心静脉压以及定时监测血气氧分压、二氧化碳分压、电解质,以便及时纠正,保证手术安全。还应该密切关注出血量,患儿体重越小越要注重失血的影响,体重 10 千克的患儿,术中出血超过 80ml 就应该及时输血。补液也要及时、充分,开胸不显性丢失、术中敷料吸收等都不能忽视,但是要注意输液速度要均匀,避免快速猛进,引起心功能障碍。

第三节 术前出血评估和准备及手术中出血控制技术

一、肺囊肿

患者常常因为发热、咳喘、呼吸困难等呼吸系统感染症状就诊。由于症状缺乏特异性及反复感染会使囊壁与周围肺组织失去明显界线,极易误诊为肺脓肿、肿瘤、结核等,或由于其并发症误诊为肺炎、脓胸、脓气胸。术前影像学及化验检查可以做出初步诊断,应该避免在急性炎症期手术,一定要在炎症控制比较满意,X 线显示病灶周围肺组织清晰后再安排手术,以减少术中出血及手术难度和负损伤。

遇到大型单腔囊肿感染,可以在 B 超定位引导下经胸壁最近点穿刺引流,控制炎症,为囊肿剥除或肺叶切除创造条件。但是囊肿穿刺引流可能引起气胸和脓胸等严重并发症,应该慎重使用。

先天性肺叶性气肿是支气管软骨、肺叶弹力纤维发育不良失去弹性后肺叶过度充气扩张的一种疾病,多见于新生儿或幼儿,好发于肺上叶。应与肺大疱鉴别,主要依靠临床发病过程、胸部 X 片和病理来鉴别。

　　先天性肺大疱多见于小儿,因先天支气管发育异常,黏膜皱襞呈瓣膜状,软骨发育不良,引起活瓣作用。也可以因患金黄色葡萄球菌肺炎,细支气管炎症、水肿、黏液堵塞,形成局部阻塞活瓣而引发肺大疱。

　　胸部 X 线检查是诊断肺大疱的最主要方法。肺尖部肺大疱表现为位于肺野边缘甚细薄的透亮空腔,可为圆形、椭圆形或较扁的长方形,大小不一,较大的肺大疱中,有时可见到横贯的间隔。多个肺大疱靠拢在一起可呈多面状(图 5 - 1)。一般不与较大支气管直接相通,无液平,支气管造影剂也不能进入(图 5 - 2)。肺底部的肺大疱,在正位胸片上常常不易见到,有的可以完全位于膈顶水平之下,有的则仅有部分位于膈顶之上,肺大疱壁如不显示为连贯的环状线条影,很易被误诊为幕顶状胸膜粘连。巨大肺大疱一般具有张力,在其周围可有一层压迫性肺不张,使疱壁显得较厚,贴近胸壁的可能显示不清楚。附近的肺被推压而引起部分肺不张,肺纹理聚拢,透亮度减低。肺大疱可以相互融合而形成占位很大的肺大疱,形似局限性气胸。肺大疱也可破裂而产生局限性气胸。

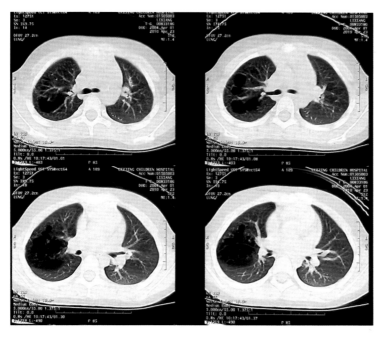

图 5 - 1

　　肺大疱与局限性气胸的鉴别要点是:肺大疱向四周膨胀,所以在肺尖区、肋膈角或心膈角区均可见到被压迫的肺组织;而局限性气胸则主要是将肺组织向肺内推压,通常可见被压迫的肺部边缘缩向肺门,肺大疱无这种现象。因此虽然在两者中都可见有条状间隔,仍可给予区别。

　　CT 检查可发现胸膜下有普通胸片不易显示的直径在 1cm 以下的肺大疱。

增强 CT 可以显示肺血管受损的程度,以及肺大疱周围血管被压挤的情况。当肺大疱体积增大时,周围肺组织受压迫并引起肺脏移位。

小儿先天性肺大疱,临床有症状或反复发作者,可采用手术治疗。手术原则为切除大疱,尽量保存肺组织。双侧肺大疱,在必须手术时,应先切除病变较严重的一侧,必要时 3~6 个月后再施行另一侧手术。肺大疱切除只需要解除大疱的压力,而尽可能多保留尚有功能的肺组织,不轻易行肺切除而酌情行大疱切除、肺段切除以利术后恢复。

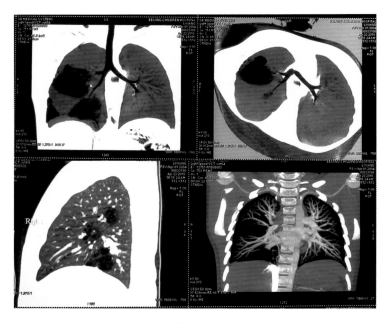

图 5－2

二、肺脓肿

是指由各种细菌感染引起的肺实质炎性病变,中心坏死液化,形成内含脓液的空腔。主要继发于肺炎或败血症。起病较急,发热无定型,有持续或弛张型高热,可伴寒战。咳嗽可为阵发性。有时出现呼吸增快或喘憋,胸痛或腹痛,常见盗汗、乏力、体重下降,婴幼儿多伴呕吐与腹泻。如脓肿与呼吸道相通,咳出臭味脓痰,则可能有厌氧菌感染,部分患儿可以咳血痰,甚至大咯血。如脓肿破溃,与胸腔相通,则形成脓胸及支气管胸膜瘘。症状可随大量痰液排出而减轻。一般患侧胸廓运动减弱,叩诊呈浊音,呼吸音减低,如脓腔较大,并与支气管相通,局部叩诊可呈空瓮音,并可闻及管状呼吸音或干湿啰音,语音传导增强。严重者有呼吸困难及发绀,慢性者可见杵状指(趾)。

早期 X 线检查可仅见炎性浸润影,脓肿形成后显示团片状浓密阴影,如与支气管相通,其内可见液平面,周围环以炎性浸润阴影。慢性肺脓肿的腔壁变厚,周围为密度增高的纤维索条,可伴支气管扩张、胸膜增厚。血源性肺脓肿在两肺可见多个团片状浓密阴影。

B超和CT检查可以协助鉴别肺脓肿和脓胸,及其严重程度,有利于评估手术难度及出血量。

肺脓肿手术的特点:

(1)肺切除范围多为叶或全肺切除,一般很难行肺段切除。主要是肺脓肿为多叶侵犯,肺门各叶、段的动静脉及支气管相连很紧,肺裂间也多有粘连及病变,分离非常困难。

(2)脓痰很多,术前控制排痰每天 <50ml 时才考虑手术,但是麻醉诱导后及术间仍可能涌出大量分泌物,因此麻醉要双腔气管插管,对无法进行双腔插管(如气管较细的小儿及女性),术间麻醉师勤吸痰避免痰液进入对侧,术间头稍向下垂,使分泌物易自然排出。开胸后尽量少挤压肺组织,可先夹住支气管,术毕仰卧位下再仔细吸痰。

(3)尽量减少出血。肺脓肿肺切除在常见疾病同类手术中是出血量最多的,除一般止血方法外,术中应该首先游离肺动脉主干,并预留阻断带,以备意外出血时止血。因肺门紧密粘连,解剖构造常有改变,但支气管变位的很少,且易通过扪诊找出,必要时可行非规范性切除,先切断支气管,其后深处的肺血管就更易暴露。如在肺门处无法分离,就打开心包,行心包内结扎。支气管动脉常增粗增多,可以在左侧支气管动脉刚刚从主动脉发出处或右侧主支气管后方支气管动脉总干处先予结扎,可减少出血。胸膜粘连中常有较粗的血管,要仔细处理,否则离断后缩进胸壁不好止血。

(4)防止胸腔污染。肺脓肿的肺周围多有炎症,当解剖时损伤肺、出现裂口时即可能污染胸腔。当脓腔破裂时污染可能更重。

预防及处理:①不要勉强行肺段或单叶切除,叶裂不全时适当扩大切除范围;②必要时胸膜外剥离,避免脓腔破开;③一旦脓腔破开,尽快吸尽脓液,用甲硝唑等药物液体反复冲洗胸腔;④用纱布保护好术野,肺切除后更换敷料、手套等。彻底止血是避免术后血胸感染的重要措施。术后引流管多放一些时间,全肺切除开始 1～2 天的胸腔积液全部排出,必要时可以胸内注入药物。

三、脓胸

是壁层和脏层胸膜发生广泛的炎症,先渗出浆液,继而形成纤维素和炎性细胞沉积,由于大量的细菌繁殖,致使渗出液变为混浊黏稠或稀薄的脓液。肺炎球菌与金黄色葡萄球菌的脓液稠厚,含有大量纤维素,容易引起广泛性粘连。链球菌脓液稀薄,产生粘连较少。胸腔积脓一般多发生在一侧胸腔,常常在下胸部后侧,也可以积存在两叶肺之间,或下叶与膈肌之间。大量脓液充满患侧胸腔可发生肺萎陷,致使纵隔及心脏移位,影响心肺功能。由肺脓肿破溃而来的脓胸则可形成支气管胸膜瘘。如果脓液穿透胸壁,可形成脓胸皮肤瘘。重症脓胸转为慢性脓胸后,可使胸廓发生塌陷、变形。

胸部 X 线征象是大片均匀阴影,胸腔下部积脓时可以见到弧形阴影,肺纹理常常被遮挡显示不清,且纵隔明显地被推向健侧,肋膈角消失,脓气胸病例可见气液平面。边缘清楚的片状阴影,可能为包裹性脓胸。肺叶间积脓时,侧位 X 线片显示叶间梭形阴影。术前应该明确积脓的部位、肥厚胸膜纤维板的厚度、细菌类型,从而评估术中出血量、手术难易程度,便于手术中操作。

掌握脓胸手术的时机。有效的胸腔闭式引流后,患儿的全身中毒症状得到改善,但仍需抗生素、支持疗法等治疗 1 周,如过早手术,纤维板过薄且与胸膜粘连紧密,不易剥脱,强行剥离不仅渗血多,且容易造成肺组织破裂。手术过晚,剥脱纤维板时也容易造成肺组织破裂。遇到肺脓肿、结核瘤、支气管肺囊肿等引起的脓胸时,在行纤维板剥离术中,常常需要行肺叶切除,病肺切除分离叶间裂时注意保护临近正常肺叶组织。

小儿脓胸大多数由肺炎、肺脓肿形成,病变与正常肺组织界线不清,故不宜做楔形切除。应该做肺段切除,段支气管及相应血管要单独处理,而且支气管断端用临近肺组织包埋,避免术后缝线松动或脱落形成支气管胸膜瘘。

尽量多的保留肺组织。肺表面多发肺脓肿时应搔刮腐败组织,用可吸收针带线修补漏气处,如针线太粗、针眼漏气亦影响术后肺膨胀,造成支气管胸膜瘘。纤维板剥离后,肺表面小的漏气不影响肺膨胀的,可不做修补,因肺组织缝扎过多,使肺的有效面积减少,影响术后肺的膨胀,反而容易造成支气管胸膜瘘。

四、支气管胸膜瘘

由于支气管或肺泡破裂,气体进入胸膜腔,引起脓胸称为支气管胸膜瘘。形成支气管胸膜瘘的主要原因是肺感染破溃,如肺大疱、肺脓肿、结核瘤、支气管肺囊肿等破溃至胸膜腔,及肺切除手术时支气管断端愈合不良、创伤,如挤压伤所致的肺破裂或肋骨骨折的断端刺破肺组织、肺内病灶,形成支气管胸膜瘘。而在脓胸情况下行病肺切除更易引起支气管胸膜瘘。

术前脓腔闭式引流、抗生素治疗,依据脓液的量、性状、漏气的严重程度可以评估出支气管胸膜瘘的大小,依据影像学检查结果可以了解脓腔的大小、部位、与肺门血管的关系,以便指导术中操作。

手术中剥除肥厚的胸膜纤维板时一定要注意解剖层次,壁层要在肥厚纤维板外疏松组织中剥离,不要进入胸壁肌肉组织,以减少出血,剥离脏层纤维板时要尽量减少肺组织的损伤,以减少术后出血及漏气。术中及时止血至关重要,一方面可以减少出血量,另一方面可以避免因失血引起的血压波动。清除纤维板后仔细查找支气管瘘口,严密缝合,并用周围肺组织覆盖,同时要注意松解纵隔胸膜的粘连,使肺组织能够充分游离,自由移位,保证减少术后残腔。

五、先天性食管支气管瘘

先天性食管支气管瘘是新生儿发育异常疾病,食管与气管同源,均由前原肠分化、发育形成,妊娠早期食管、气管二者是一根管,在孕 5 ~ 6 周时中胚层长出一瓣膜,将食管、气管分离,先由腹侧管自隆突水平分化、发育成呼吸系统;背侧管向头部延伸,分化、发育成食管,这样两者完全自咽部分开,如果在此期间发育分离受阻,则形成食管闭锁。先天性食管支气管瘘是第 V 型食管闭锁:食管与胃相通、无狭窄盲端,但是食管有瘘管与支气管相通。

食管气管瘘伴有食管闭锁的新生儿可以出现吮奶呛咳和反流,并呕出咽喉部分泌物。常常因为吸入性肺炎和呼吸窘迫而迅速死亡。

食管支气管瘘的临床表现取决于畸形病变的解剖特点和严重程度,大多数患者都表现为进食后呛咳、呕吐的典型症状,长期咳嗽,反复下呼吸道感染,偶见咯血等,是先天性食管气管瘘的早期症状,呛咳和反流的症状以喂食或哭泣时更为明显。由于先天性食管气管瘘初期症状不具特异性,很多患者可能直到青少年甚至成年才被明确,因而耽搁诊断、延误治疗。

以下几点有助于诊断:

1. 食后呕吐,不能进食或饮食后呛咳,咯出的痰中混有胃内容物;

2. 反复发生肺下部炎症或肺下部炎症长期不消退;

3. X 线片显示肺内有持续或反复出现的斑片状阴影。

口服泛影普胺食管造影,见到造影剂进入支气管可以明确诊断,并可以明确瘘口大小及与肺内病变的关系。(图 5 – 3,图 5 – 4)

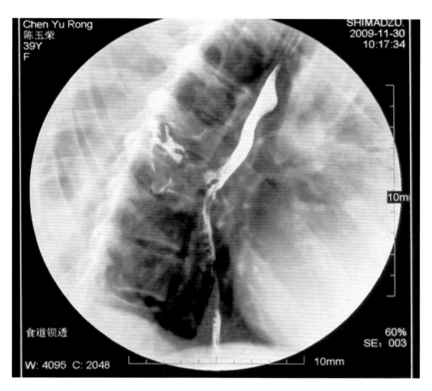

图 5 – 3

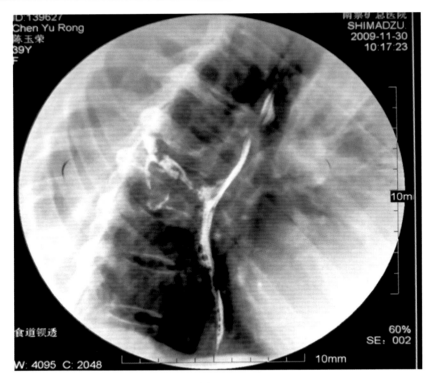

图 5-4

　　先天性食管支气管瘘的治疗一般均较困难,由于长年反复感染,肺组织与胸壁往往粘连较重,分离困难,一定要注意层次,随时彻底止血,必要时可以行胸膜外剥离。游离瘘管是手术的关键操作,但是又是最困难的操作,应该依据术前资料详细评估,确定进胸入路,可以在瘘管下方先游离出正常食管,不过只能显露食管的一侧壁,不要游离食管全周,以免缺血坏死。然后再沿食管向上逐渐游离、显露食管支气管瘘管,确认切断瘘管后将食管侧瘘口间断内翻缝合,上下两端一定要超越瘘口,不可遗漏(图5-5,图5-6,图5-7,图5-8)。再将肌层缝合,最后间断缝合纵隔胸膜。瘘管的肺侧结扎或缝扎后连同病肺一并切除,依据受损肺组织的范围可以行肺段或肺叶切除,肺叶切除更加安全,不会因残留感染肺组织而出现术后并发症。

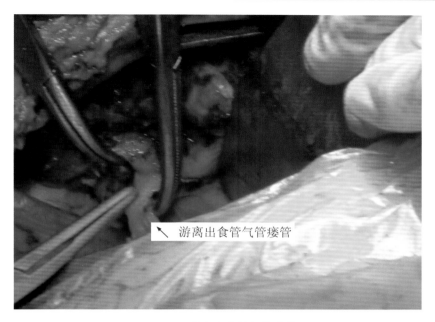

图 5 – 5　游离出食管气管瘘管

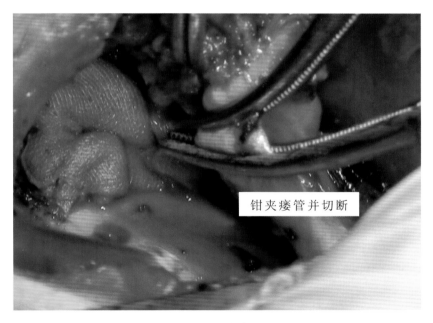

图 5 – 6　钳夹瘘管并切断

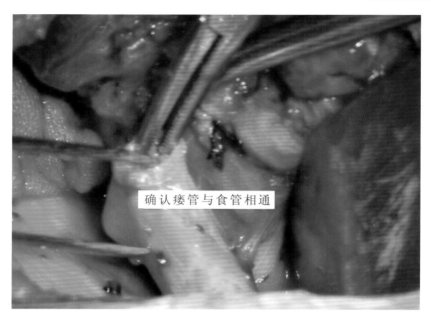

图 5-7　确认瘘管与食管相通

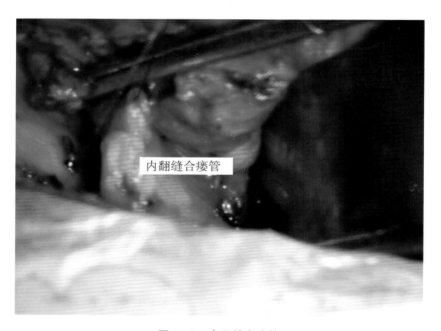

图 5-8　内翻缝合瘘管

六、肺隔离症

肺隔离症是胚胎发育缺陷造成的部分胚胎肺组织与正常的肺组织隔离的先天性肺发育畸形,有体循环异常分支供血,好发于两肺下叶,以后基底段为多。

依据有无脏层胸膜分为叶内型和叶外型。叶内型为无功能的畸形肺位于肺叶内，但与正常肺组织分开，两者覆盖同一脏层胸膜。典型叶内型肺隔离症为密闭的囊状物，其内充满黏液，X线表现为单个或多个圆形、卵圆形或三角形密度均匀的模糊阴影（图5-9）；若与支气管相通可继发感染。亦有人认为叶内型是囊性腺瘤畸形的表现。反复发作的下叶肺炎是叶内型肺隔离症主要特点。叶外型肺隔离症为：异常肺组织由自身包膜包裹，与支气管不相通，X线表现与叶内型无感染时基本相同；常伴有其他先天性异常，如膈疝、膈膨出、同侧膈肌麻痹及与胃肠道相通。

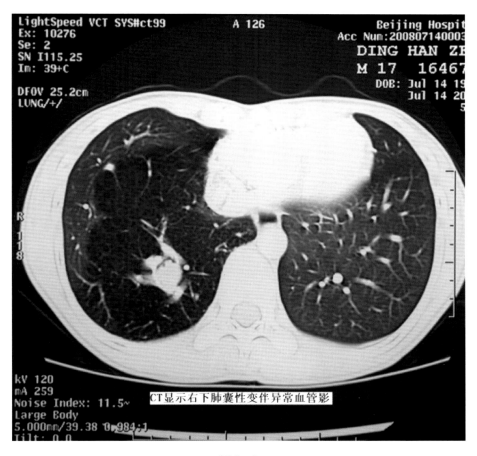

图5-9

　　胸片常常能够发现肺内炎性改变及肺叶体积萎缩，CT可见一条索状阴影连接病灶与后下方的大血管，增强CT、仿真成像则可以确诊进入病肺的异常血管（图5-10），并可以明确异常供血血管的来源，是避免术中误伤的重要指导。

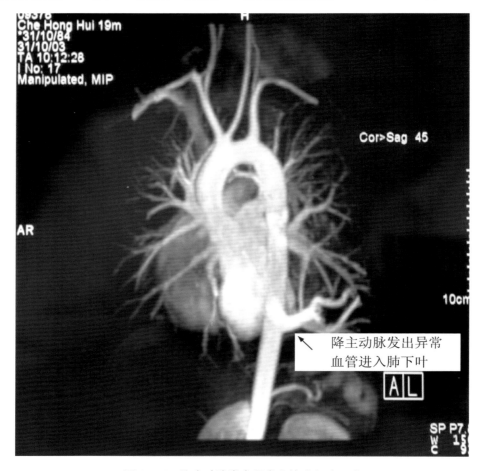

图 5 - 10　降主动脉发出异常血管进入肺下叶

　　叶外型隔离肺行单纯隔离肺切除术,叶内型隔离肺如病灶位于肺叶表面且胸腔粘连不重也可仅行病灶切除。

　　隔离肺需仔细处理来自胸主动脉或膈下腹主动脉的异常血管分支(图 5 - 11),必须解剖清楚后再结扎切断,以防回缩出血。对来源比较少见的血管,如肋间血管、锁骨下动脉等更须注意,同时要注意异常血管分支可能多支并存。

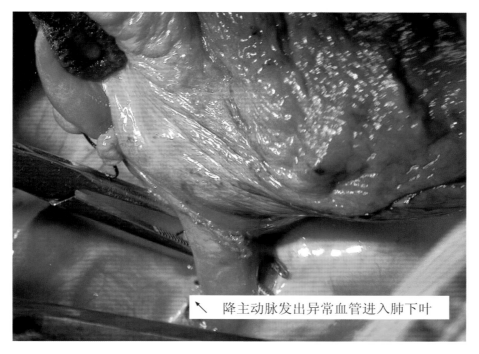

降主动脉发出异常血管进入肺下叶

图 5-11 降主动脉发出异常血管进入肺下叶

七、先天性肺病

肺动静脉瘘是罕见的肺部疾病,是先天性胚芽肺动静脉丛的血管分隔发育不全或退化,血管祥缺陷形成薄壁血管瘤,造成动静脉短路,与遗传性毛细血管扩张症(HHT)有关,以各内脏器官反复出血(鼻衄更常见)和皮肤黏膜及内脏毛细血管扩张症为特点。HHT 是常染色体显性遗传病,与常染色体 9q3、12q 基因突变有关。还常常合并其他先天性疾病,如动脉导管未闭、房间隔缺损、室间隔缺损、体动静脉瘘、下腔静脉左房异位引流等。

肺动静脉瘘可以分为血管瘤型和弥漫型两种。血管瘤型常常是囊状,孤立或多发。还有极为特殊的肺动脉 - 左房瘘。肺动静脉瘘直径可以从 1 毫米到数厘米不等,多数位于胸膜下或气管血管束附近,形成囊状结构,血管壁极薄,呈暗紫色,表面可以扪及震颤。(图 5-12,图 5-13)

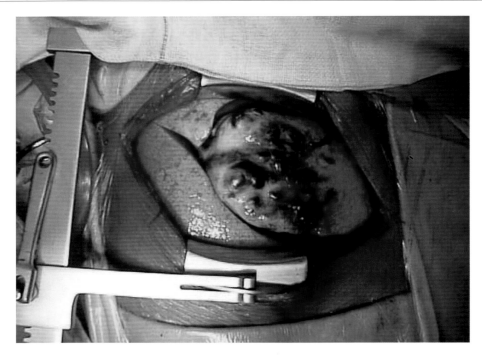

图 5 – 12

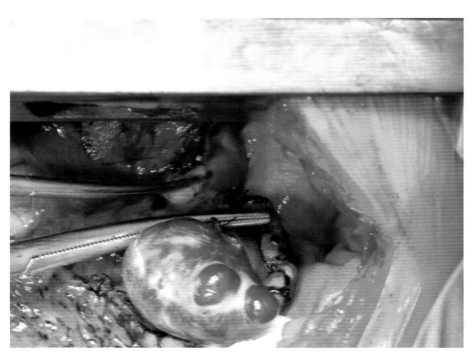

图 5 – 13

肺动静脉瘘有粗大的供血血管和引流血管。（图 5 – 14）

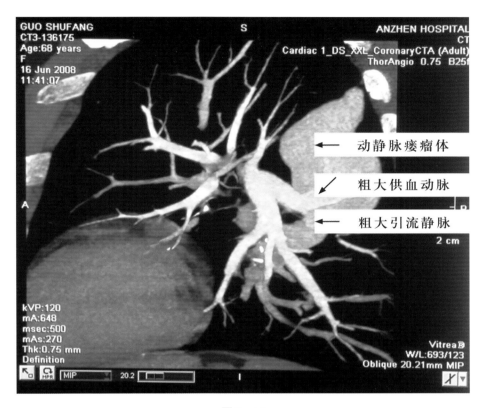

图 5 – 14

　　组织学由不同比例的血管间皮细胞、血管导管和结缔组织构成,瘤样扩张的囊壁有弹性纤维、平滑肌细胞。

　　临床表现主要为劳力性呼吸困难。如病情轻,症状不明显常常被漏诊、误诊为结核、多发转移瘤等。病史可以很长,个别达 30 年。很多患者没有肺部症状,常因鼻衄、呕血、咯血、血胸、晕厥、红细胞增多和脑栓塞而发现肺动静脉瘘。如病史长,病情重,则临床紫绀、杵状指趾明显（图 5 – 15）,常被误诊为紫绀型先天性心脏病。接近胸壁的肺动静脉瘘,可在局部听到血管杂音。

　　典型血管瘤型肺动静脉瘘的 X 线表现为圆形或椭圆形分叶状阴影,直径从 1 毫米至几厘米,多位于下叶,供血和引流血管能在平片和断层上确定,透视下可观察到阴影搏动,患侧肺门血管搏动较健侧明显。螺旋 CT 血管成像技术可从各个角度显示血管结构（图 5 – 16）,准确性高,具有明显优势。

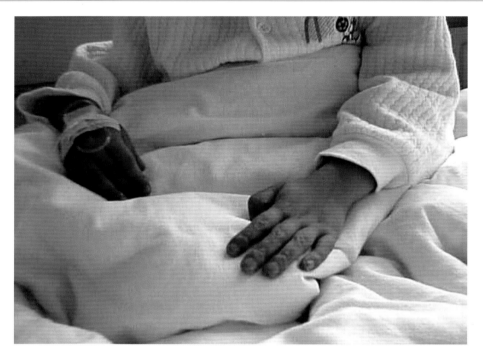

图 5 - 15

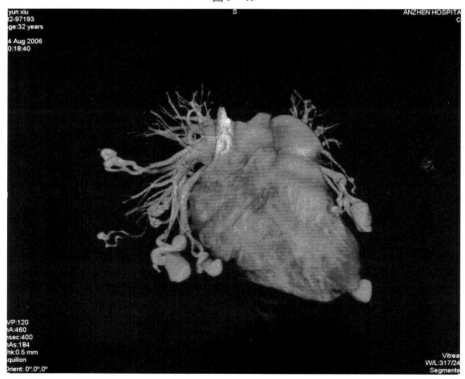

图 5 - 16

　　超声心动图声学造影是确定肺动静脉瘘最方便而且创伤小的检查方法,对判断心外右向左分流非常有用。

　　肺动脉造影检查的时间及空间分辨率高,超选择造影敏感性更高,仍然是诊断肺动静脉瘘的金标准(图5－17,图5－18)。数字减影血管造影能确定血管畸形并可定位,甚至可以同期栓塞治疗。但是是一种有创性的检查。

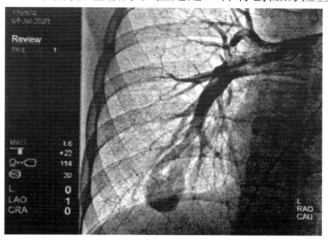

图5－17

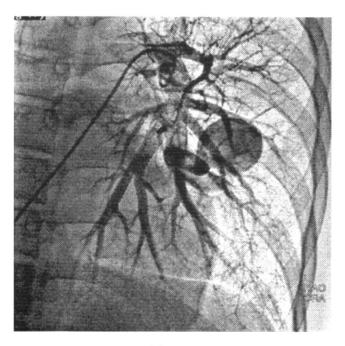

图5－18

　　手术切除畸形血管是根治性治疗,可根据病变大小分别行肺叶、肺段或局部切除(图 5 – 19,图 5 – 20)。但是全肺切除要慎重,必须确定对侧肺完全正常。严重肺动静脉瘘是双侧肺移植的适应症,不能行单肺移植,应严格掌握。为尽可能多保留肺组织及肺功能,应该争取做肺动静脉瘘瘤体切除,距肺门较近的肺动静脉瘘可以行输入动脉结扎术,但是远期效果有争议。

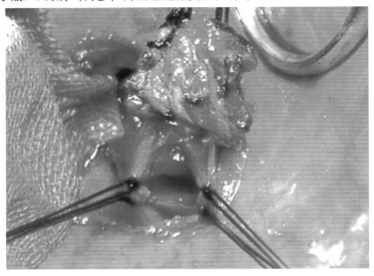

图 5 – 19

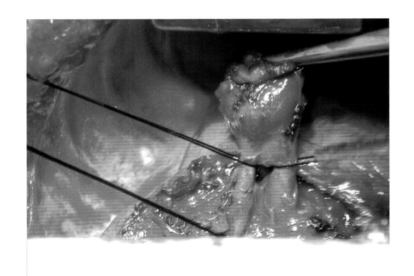

图 5 – 20

肺动静脉瘘多位于脏层胸膜下,且瘘周围组织非常薄,很容易破裂出血,手术中必须仔细解剖,细心操作,并且为阻断肺动脉主干做好准备。另外,侧支循环丰富,要注意防止出血。麻醉采用双腔气管插管,保证一侧正常通气,防止术中出血窒息。

十、外伤性支气管断裂

外伤性支气管断裂包括急性支气管断裂和陈旧性支气管断裂,是胸部损伤中严重的并发症。

胸部严重挤压伤引起支气管断裂的因素有:①胸部横径突然增大,向外同时牵拉两肺,使左、右支气管在隆突部位张力增加;②声门紧闭,支气管腔内压力骤然增高;③外伤对支气管产生剪切力等,使支气管离断。

外伤性支气管断裂常伴有肋骨骨折等其他胸部并发症,儿童骨骼柔韧性好,肋骨骨折相对比较少见。

急性支气管断裂主要表现为呼吸困难、面、颈及胸背部广泛皮下气肿,甚至下肢也可以出现皮下气肿,伤侧张力性气胸,气管向健侧移位,或双侧气胸,病情危重(图5-21,图5-22,图5-23),胸腔闭式引流有大量、持续气体溢出。

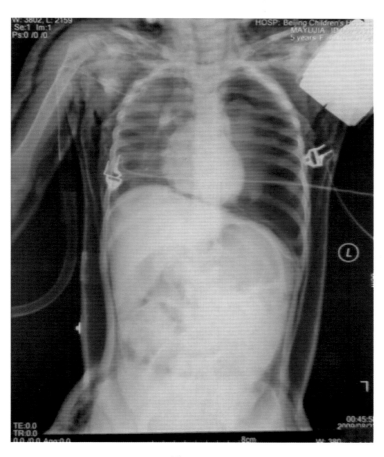

图5-21

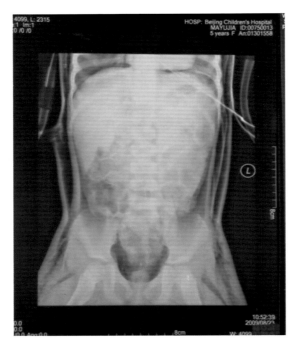

图 5 - 22

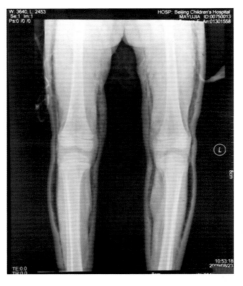

图 5 - 23

　　急性支气管断裂的诊断:①急性胸部外伤史;②极度呼吸困难及严重的纵隔、皮下气肿;③不能控制的液气胸,伤侧呼吸音消失;④胸部 X 线片及 CT 显示纵隔气肿、肺不张(图 5 - 24,图 5 - 25);⑤纤维支气管镜检查可以确定支气管断裂部位、断裂程度。

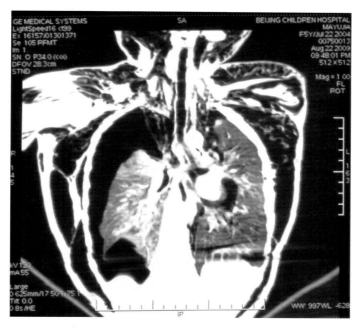

图 5 - 24

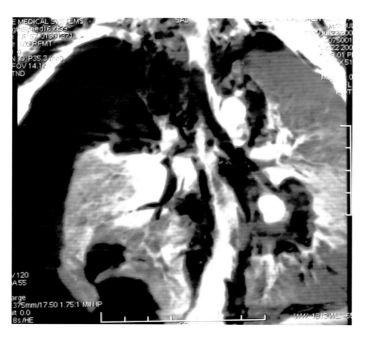

图 5 - 25

　　陈旧性支气管断裂，主要表现为急性期过后活动耐力下降,体力活动时呼吸困难,气管向患侧移位,胸廓塌陷,呼吸音消失,胸部 X 线表现为一侧全肺不张。
　　陈旧性支气管断裂诊断:①胸部曾有挤压伤史;②一侧肺不张的临床体征及

表现;③X 线片及 CT 支气管呈截断影像;④纤维支气管镜检查，见远端肉芽阻塞或闭锁等(图 5 - 26 ~ 图 5 - 30)。

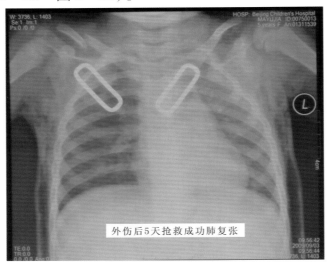

图 5 - 26　外伤后 5 天抢救成功肺复张

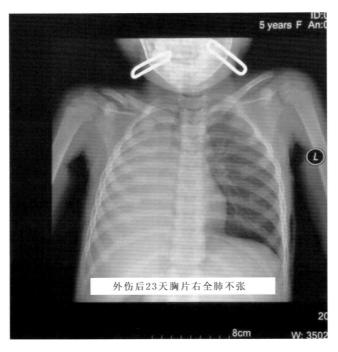

图 5 - 27　外伤后 23 天胸片右全肺不张

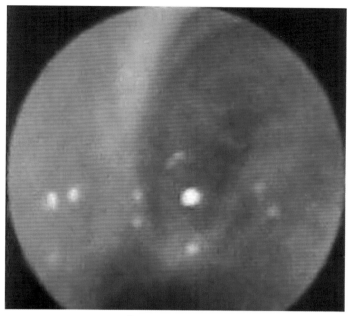

伤后35天右主阻塞

图 5 – 28　伤后 35 天右主支阻塞

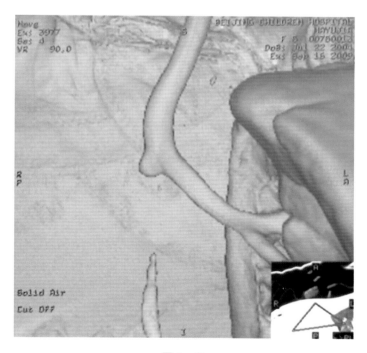

图 5 – 29

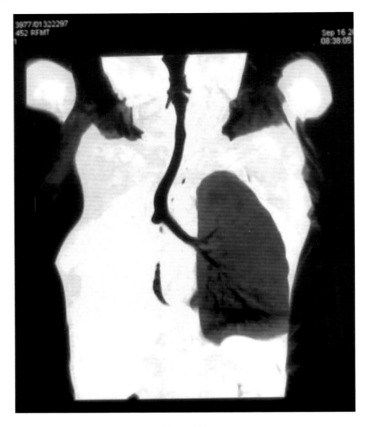

图 5 - 30

支气管断裂不论病程多久,均应积极治疗,行断裂支气管切除、对端吻合。急性期手术必须保证胸腔闭式引流通畅,避免麻醉辅助呼吸严重漏气危及生命。

成人支气管断裂手术麻醉采用双腔气管插管,右侧支气管断裂插左侧双腔气管插管、左侧支气管断裂插右侧双腔气管插管,便于术中手术操作。但是由于已经有一侧全肺不张,插管定位较困难,不能依靠听诊来判断定位,需要纤支镜辅助定位。儿童不能插双腔气管插管,只能在术中由术者协助将气管插管送入健侧支气管,行单肺通气,完成吻合后再将插管退回气管,行双肺通气。

支气管断裂手术时要仔细分离粘连,支气管断裂部位往往是粘连最紧密的部位,一般分离胸膜粘连后,从肺门后方游离显露支气管,右侧常常需要解剖、游离奇静脉牵开,或者离断,以便显露右主支气管。断开愈合的支气管远端时常常有灰黄色黏液流出,应该吸除干净;断开愈合的支气管近端时需要请麻醉师控制单肺通气,吻合后双侧通气,患侧肺复张,并加压通气,检测吻合口是否漏气。切除的狭窄段要足够长,切到正常支气管部位,千万不要因担心吻合口张力大而未能将狭窄的瘢痕化支气管切除干净,否则容易产生术后吻合口狭窄。(图5-31~图5-38)

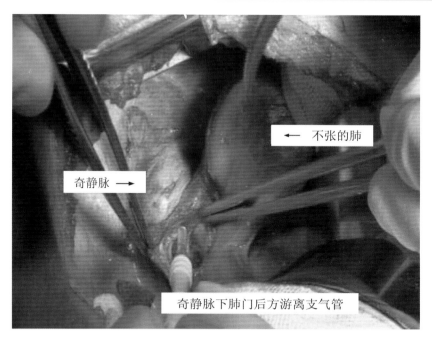

图 5 - 31　奇静脉下肺门后方游离支气管

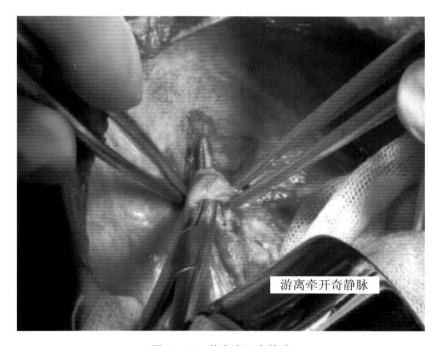

图 5 - 32　游离牵开奇静脉

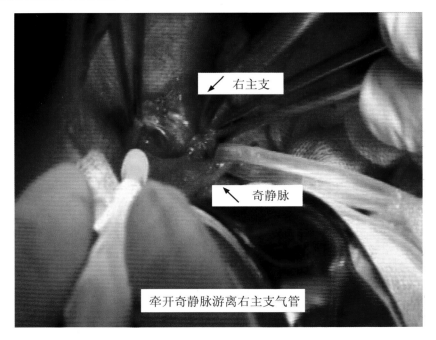

图 5 - 33　牵开奇静脉游离右主支气管

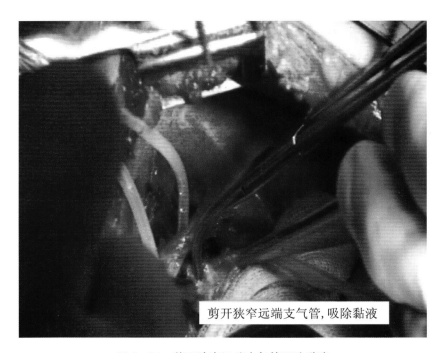

图 5 - 34　剪开狭窄远端支气管吸除黏液

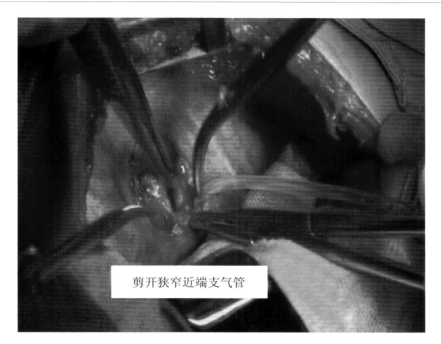

剪开狭窄近端支气管

图 5 - 35　剪开狭窄近端支气管

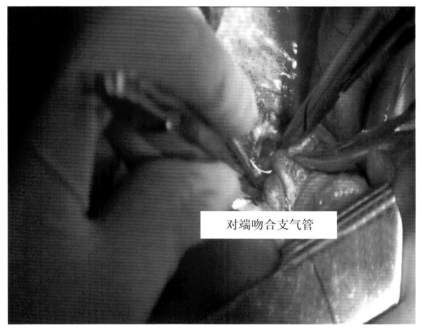

对端吻合支气管

图 5 - 36　对端吻合支气管

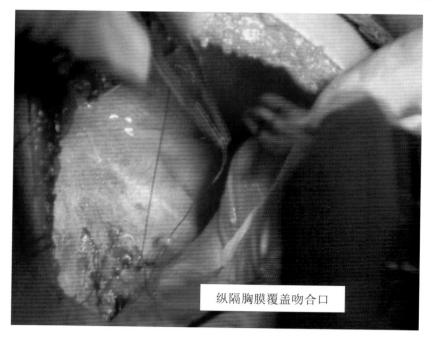

纵隔胸膜覆盖吻合口

图 5 - 37　纵隔胸膜覆盖吻合口

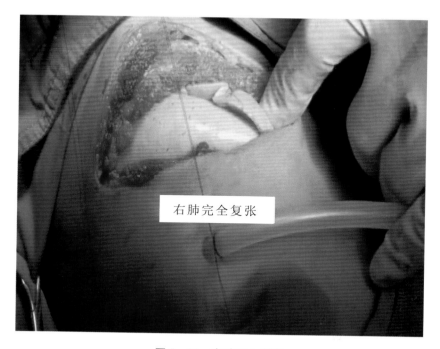

右肺完全复张

图 5 - 38　右肺完全复张

　　支气管断裂手术治疗，均能获得满意疗效。笔者曾为支气管断裂 8 年的患者行支气管对端吻合手术，术后肺复张满意，肺功能恢复基本正常。

四、手术后特殊处理

小儿可以耐受手术,年龄小并非手术禁忌症,但因其常伴发其他畸形或肺发育不良,术后易出现电解质紊乱、酸中毒、肺不张及肺部感染等并发症,因此要注意术后呼吸机使用、气道管理及炎症控制。小儿肺组织弹性好,代偿能力强,术后复张快,早期手术效果好。

小儿肺切除手术的疾病主要是先天性肺发育畸形,包括先天性肺囊肿、先天性大叶性肺气肿、先天性囊性腺瘤样畸形、先天性肺大疱、肺隔离症等,其次是严重肺部感染性疾病。对肺切除术患儿进行病情观察及有针对性的护理尤显重要。

胸内占位性病变患儿体位改变可严重影响呼吸、循环状况,在必须要变换患儿体位时,动作必须轻柔,且严密观察患儿病情变化,如突然发生呼吸窘迫症状,除即刻置患儿斜坡患侧卧位外,还应加大氧流量,吸痰,必要时镇静处理。

术后要密切监测病情:正确使用呼吸机通气,有创监护仪,持续监测循环及呼吸情况,包括动脉压、中心静脉压、体温、心率、呼吸、血氧饱和度及尿量,定时检测血糖、血气、电解质。

儿童体温调节功能较差,体表面积较大,瘦弱的儿童皮下脂肪薄,易散热,因此要注意保温,防止低温使外周循环不良,组织酸性代谢产物增加,加重病情,引起呼吸循环功能衰竭。

加强呼吸道护理:儿童痰液积存容易引起肺不张,因此要加强雾化吸入,翻身叩背,卧位时头偏向一侧,便于口鼻分泌物流出。发现口鼻有分泌物或听到有痰鸣音时要注意及时清理呼吸道分泌物,吸痰时避免过高的负压吸引和超时限的吸引。

患儿麻醉清醒后最好取半坐卧位,以利于呼吸及胸腔引流,为了增加患儿的舒适度,也可半坐卧位与健侧卧位交替。妥善固定引流管,适当上肢约束,防止患儿躁动时引流管脱出。注意观察引流液体的颜色、量,以及引流管水柱波动情况,定时挤压引流管,保持引流通畅。如果引流液每小时超过 4ml/kg,持续 3 小时以上,加上患儿烦躁不安、面色苍白、心率快、血压低,应该考虑有胸腔内活动性出血,需要积极开胸止血。

(张志泰)

第六章　纵隔肿瘤手术的出血防范及控制技术

纵隔是胸腔的一部分,位于胸腔中部,其前界是胸骨,后面是脊柱,两侧为纵隔胸膜。向上与颈部相连,向下延伸至膈肌。其中有许多重要器官和结构,如心脏、大血管、气管、食管等。纵隔肿瘤是一组起源于纵隔的肿瘤,包括胸腺瘤、胸内甲状腺肿、支气管囊肿、皮样囊肿、畸胎瘤、淋巴肉瘤、恶性淋巴瘤、心包囊肿、脂肪瘤、神经源性肿瘤、食管囊肿等,以良性者居多。近1/3纵隔肿瘤临床上无症状,多于体检时发现,恶性纵隔肿瘤常有症状,其表现为:

1. 呼吸道症状:胸闷、胸痛常发生于胸骨后或患侧胸部,当恶性肿瘤侵犯骨骼或神经时,则疼痛剧烈。咳嗽常为气管或肺组织受压所致,咯血较少见。

2. 神经系统症状:由于肿瘤压迫或侵蚀神经产生各种症状,如膈神经受侵引起呃逆及膈肌运动麻痹;喉返神经受侵导致声音嘶哑;交感神经受累产生霍纳氏综合征;肋间神经侵蚀产生胸痛或感觉异常;压迫脊神经引起肢体瘫痪。

3. 感染症状:如囊肿破溃或肿瘤感染影响到支气管或肺组织时,则出现相应的感染症状。

4. 压迫症状:上腔静脉受压引起上腔静脉综合征,气管、食管受压出现气憋和吞咽困难等症状。

5. 特殊症状:畸胎瘤破入支气管,患者咳出皮脂物及毛发。支气管囊肿破裂与支气管相通,表现有支气管胸膜瘘症状。少数胸内甲状腺肿瘤的病人,有甲状腺功能亢进症状。胸腺瘤的病人,有时伴有重症肌无力症状。

绝大多数纵隔肿瘤外科手术治疗是唯一的治疗方法,而纵隔内是心脏大血管的集中区域,因而手术充满着挑战和风险。

第一节　术前出血评估和准备

纵隔肿瘤手术出血风险可能与下列因素相关:①肿瘤的性质:良性或恶性;②肿瘤的大小;③肿瘤与血管的关系,是否侵犯血管;④肿瘤的部位;⑤病人的凝血状况。术前出血评估应该从上述几个方面进行。

评估纵隔肿瘤的目的之一是获取准确的组织学诊断,以便制定最适合病人的手术方案。可以从如下几个方面进行考虑:①区分纵隔肿瘤属于原发性肿瘤还是继发性肿瘤;②区分可以影响手术过程的全身性表现;③对肿瘤压迫气管支气管、肺动脉、上腔静脉进行评估;④确定肿物是否进入椎管内;⑤确定肿物是否为非精原生殖细胞肿瘤;⑥评估肿瘤可切除性;⑦是否存在影响手术过程及出血的医学伴发病;⑧优化病人的身体状况。进行全面的病史采集和详细的体格检查。有些纵隔肿瘤合并重症肌无力、高钙血症、甲状腺功能亢进、低丙种球蛋白血症等,可能影响手术过程,增加出血风险。

正侧位胸片可以帮助确定肿瘤位置和大小。应该对纵隔肿瘤患者进行常规增强螺旋 CT,采用三维成像技术,如最大密度投影(Maximum Intensity Projection,MIP)、容积重建(Volume Reformate,VR)等可以清楚显示肿瘤与血管的关系。对于后纵隔肿瘤,需要了解脊柱是否受侵犯或增强 CT 有禁忌症时,MRI 比 CT 有优势。

对于前纵隔肿瘤,经皮肤穿刺活检可能获得诊断。纵隔镜或胸腔镜都可作为诊断手段。

纵隔肿瘤手术一般在气管插管全身麻醉下进行。

第二节　手术中出血控制技术

手术中出血控制技术包括解剖性分离技术和血管外科手术技术。解剖性分离技术主要在于局部解剖和外科基本操作,不在此赘述。血管外科手术技术包括解剖分离、切开、修补损伤的动静脉;血管吻合和旁路技术;进行相对不复杂、常见的静脉和动脉手术是每个血管外科医生的基本技术。

一、动脉分离

1. 用钳子夹住血管外膜周围组织,用剪刀剪开。

2. 采用钝性和锐性结合方法将动脉从周围网状组织完全游离,小心仔细操作,不要损伤动脉分支。

3. 小静脉横跨其上,位于血管外膜周围组织层内,可以游离、双重结扎、切断。

二、动脉切开

1. 两钳之间的动脉段被游离之后,其腔内充满血液,然后用小刀切开动脉壁,仔细操作,确保直接垂直切开到动脉腔,以便动脉切口呈直线,不偏不扭。

2. 如果动脉壁因为疾病变厚,将纹式钳插入动脉,确认动脉管腔,然后直接切开,切开时与管壁垂直。如果用剪子剪开患病的厚壁动脉,动脉切口可能是锯齿状、歪斜的,可以出现各种各样的病态层,造成吻合相对困难。动脉切开的端点应该以大约 45 度角进行。这样动脉的中层和外层不遮挡内膜层,使内膜层清晰可见,有利于缝合。

3. 如果动脉壁相对正常,小的解剖剪刀可以用于动脉切口。

4. 双针无损伤单丝缝合线的一个针在动脉切开的一个顶端从血管腔内向外穿出,然后打结,另一个针连续缝合到切口中央。应该注意进行动脉切开和缝合时不要进行内膜切除或内膜剥脱术,所有层次应该一致切开。

5. 起源于另一端的缝合,同样的连续缝合到切口中间,排气后和第一根线打结。

三、端端血管吻合

1. 两根动脉用无损伤血管钳夹闭,将两血管端靠近,实施端端吻合。双针无损伤单丝缝合线在动脉的每个侧边缝合,必须注意缝合包括全层,每一针距均等。在良好的光照和显露下,动脉壁的三层应该清晰可见。

2. 缝合两个角并打结。

3. 缝合线一端沿动脉前壁连续缝合到对侧角,并打结。

4. 通过调整血管钳和适当处理角缝合线,吻合口翻转,显露后壁。一根缝合线连续缝合到对侧角,排气后,与对侧角缝合线打结。特别注意每针包括等长的动脉壁。

四、端侧血管吻合

1. 缝合线缝合于计划吻合的血管。仔细从里向外缝合每个结构,务必包括静脉移植物和动脉全层,内膜层特别重要,采用双针 6-0 聚丙烯无损伤缝合线。

2. 顶端缝合打结,对侧端缝合不打结。

3. 顶端缝合线的一端连续缝合到吻合口一侧的中点,连续缝合的每针针距小而均匀,缝合全层。

4. 顶端缝合线的另一端沿着对侧吻合口边缘连续缝合到中点。

5. 对侧端缝合线打结,两端缝合到吻合口中点。与相应的缝合线打结。缝合每一针时必须清楚看到动脉管壁内外,这样才能保证缝合和固定内膜层。一般来说动脉壁不应该用钳子夹提,应该用钳子轻推,使缝合点显露可见,当缝合针穿透动脉壁时用钳子稳定血管很重要。如果用无创伤血管镊子可以减少创伤。

五、修补撕裂的腔静脉

1. 腔静脉撕裂后,通过纱布压迫撕裂部位远近端,使得损伤部位无血液。手指压迫、吸引器头压迫可以控制支流血管流进损伤静脉段。常常不必游离损伤静脉的远侧和近侧去阻断血流。

2. 清楚地看见撕裂边缘和从周围组织分离出邻近血管壁,用无创伤镊子夹提撕裂缘,用心耳钳钳夹。

3. 用 4-0 或 5-0 聚丙烯血管缝合线连续缝合撕裂边缘,准确对合。如果已经完全撕裂下腔静脉,游离损伤静脉的远侧和近侧,阻断血流,保证无血状态下缝合,同时需要游离和结扎支流血管。

六、修补撕裂的动脉

血管损伤的类型和修补方法

1. 动脉小的撕裂是最常见的损伤类型,损伤通过手指压迫就能控制出血。

应用无损伤血管钳阻断后修补血管。

2. 简单全层动脉壁缝合或外膜和中层缝合,足够控制损伤,保证动脉通畅。

3. 大的轻微锯齿状撕裂,用手指压迫控制出血,游离损伤动脉的远、近侧,分支也应该游离并控制,阻断动脉。

4. 如果撕裂部位干净,邻近撕裂缘的血管没有挫伤,可以用简单全层动脉壁连续缝合修补。缝合在撕裂的两端开始,从里向外,连续缝合到中央,排气,打结。

5. 邻近撕裂缘的血管有挫伤,动脉壁缺失,邻近缺损的组织受伤。必须切除所有损伤的动脉壁。

6. 留下的动脉长度不足以进行无张力对合,应用人工血管或自体静脉移植血管,置于血管间。

7. 如果暴露困难或周围组织损伤严重,动脉端清创后结扎。在他处进行血管搭桥恢复动脉通畅。

第三节　手术后特殊处理要点

一、心房纤颤的处理

心房纤颤与血栓形成相关。纵隔手术后发生房颤的危险因素:手术切除范围、年龄、冠状动脉疾病、充血性心力衰竭病史、茶碱类药物的使用等。最常发生在手术后 2～4 天,与肾上腺能作用增加有关。预防及处理措施包括:纠正低氧血症、纠正酸碱平衡紊乱、纠正低钾血症和低镁血症、限制使用肾上腺能受体激动剂和茶碱类药物、如果血流动力学稳定用地尔硫草控制心率。已经发生了心房纤颤的病人,可以应用乙胺碘呋酮等药物复律或电复律。仍然一直存在心房纤颤的患者应该给予抗凝治疗。

二、血管修补或移植后的处理

高凝状态可以导致急性动脉或静脉血栓形成。纵隔肿瘤手术过程中涉及到血管牵拉、压迫、修补、置换等情况,可能使得损伤部位血栓形成,常常发生在手术后 12 小时内,甚至发生在手术过程中。也可以在修补动脉的同时,在其远处形成血栓,这并不常见。静脉血栓形成在上腔静脉修补或置换时或手术后可以发生。应该进行凝血功能检查,包括血小板聚集功能、出血时间、部分凝血时间、纤维蛋白原水平、血小板计数。根据病人情况,适当使用抗凝药物、抗血小板药物。如果存在血栓形成,血管吻合部位突然出现大块血栓,导致吻合口不通畅,应该再次手术,清除血栓。溶栓治疗在手术后早期应该慎重。

三、纵隔引流管的放置、维护和去除

纵隔肿瘤手术和(或)涉及血管的修补或置换时,应该放置引流管。手术后

注意保证引流管通畅,避免打折、扭曲、脱落、血块堵塞,常常挤压管壁或负压球,使得引流有效,防止血液在纵隔积存。可以通过检查胸片、超声心动图等来协助诊断有无血液存留于纵隔、胸腔、心包腔内。如果术后纵隔引流每小时超过600ml 或者每小时 200ml 连续 3 小时应该再次开胸止血。

（张　毅）

第七章　胸部创伤大血管损伤的出血防范及控制技术

　　胸部创伤作为胸外科的一类常见病,呈现增多和加重趋势,是仅次于头部创伤的致死原因,占所有创伤死亡原因的25%。流行病学调查表明,交通伤、坠落伤和锐器伤为创伤病人的主要致伤原因。引起胸部创伤最常见的原因是机动车事故,约占70%~80%,其次是高处坠落伤及刀刺伤。胸部创伤以直接暴力撞击胸部,造成胸部损伤,常合并腹腔脏器等身体其他部位的损伤。按照损伤暴力行至,一般将胸部创伤分为钝性和穿透性两大类;根据损伤是否造成胸膜腔与外界沟通,胸部创伤可分为开放性损伤和闭合性损伤,其中>90%为闭合性胸部损伤,开放性创伤约占8%~10%。钝性损伤的原因包括暴力挤压、冲撞、钝器打击,损伤机制复杂,多有肋骨骨折和胸骨骨折,常合并其他部位损伤。器官损伤以钝挫伤和裂伤多见,心肺组织广泛钝挫伤后继发组织水肿,导致急性呼吸窘迫综合征、心衰、心律失常等;伤后早期易误诊或漏诊,多不需要开胸手术。穿透性损伤的原因包括锐器损伤、枪弹伤等,损伤机制清楚,损伤范围直接与伤道有关;早期诊断容易,器官组织损伤所致的进行性出血是病情进展快、病人死亡的主要原因;相当部分穿透性损伤病人需要开胸手术治疗。

　　常见的胸部创伤类型包括肋骨骨折、气胸、血气胸等,心脏区有外伤时,要注意心包填塞症。胸部创伤表现为胸痛,胸壁淤血肿胀,胸部有开放性伤口,呼吸困难,咯血,失血性休克等。诊断手段有胸部X线、胸部CT等,使胸部创伤得到更准确的诊断。

　　胸部创伤的紧急处理包括院前急救和院内急救。院前急救包括基本生命支持和严重胸部创伤紧急处理。基本生命支持的原则是保持呼吸道通畅,清除呼吸道分泌物,给氧,控制外出血,补充血容量,镇痛,固定长骨骨折,保护脊柱并迅速转运。严重胸部创伤是外伤死亡的主要因素,包括大血管损伤、张力性气胸、开放性气胸、严重肺挫裂伤、连枷胸、多发伤等,在受伤的当时或是转运及抢救的过程中就发生死亡的患者,常常是由于心包填塞或大血管破裂所造成的。严重胸部创伤的处理包括:开放性气胸立即包扎和封闭胸部吸吮伤口,安放胸腔穿刺针或胸腔闭式引流管;张力性气胸立即在伤侧前胸壁锁骨中线第二肋间安放胸腔穿刺针或胸腔闭式引流管;多根肋骨骨折有明显的胸壁反常呼吸运动时,用厚敷料或急救包压在伤处,外加胶布绷带固定,有呼吸困难时予以人工辅助呼吸;有休克者应取30°半坐体位,可同时将下肢抬高,切不可头低脚高位。

　　院内急救处理:①胸壁软组织损伤:局部消毒包扎,止痛对症治疗。②单根、单处肋骨骨折:很少有移位,容易愈合,只需止痛和胸带固定即可。③多根多处肋骨骨折:会发生胸壁软化,使胸壁发生与胸腔呼吸运动相反的反常呼吸,引起呼吸困难,这种呼吸困难目前认为与肺挫伤有关,建议保护性机械通气治疗肺挫伤。局部用棉垫加压胸带固定,建议手术固定胸壁以达到纠正反常呼吸的目的。④闭合性气胸:少量胸腔内气体可自行吸收,严密观察即可,一般不需特殊处理。若肺压缩大于30%,应行胸腔闭式引流。⑤开放性气胸:由于胸内负压消失,不仅患侧肺萎缩,健侧肺也部分压缩,纵隔随呼吸会来回摆动。伤口越大对生命威胁就越严重,如能听到胸壁伤口有空气随呼吸进出的声音,此时要清创缝合伤口,防止气体进出胸膜腔。大伤口难以完全封闭,死亡率很高,因此需用大块、层厚的凡士林纱布和棉垫紧密封闭。⑥张力性气胸:患者呼吸困难,全身青紫和休克,甚至颈胸等处有皮下气肿,要尽快在锁骨中线第二肋间放置胸腔闭式引流。

生命体征平稳,仅需要观察或放置胸腔闭式引流进行治疗的病人,约占所有胸部创伤总数的80%～90%,大部分的胸部创伤患者可以通过非手术治疗或胸腔闭式引流手术治愈,但也有一部分患者(约15%)需要开胸手术。胸部创伤开胸探查的指征有:①进行性血胸,但是需要注意的是,若胸腔内大量出血导致凝固性血胸,引流量明显减少,容易忽视患者的病情。②心脏大血管损伤,如主动脉破裂时,患者大量出血,需要及时急性手术治疗;若患者病情相对稳定可为患者行主动脉造影检查以便明确诊断,以便于患者及时接受手术治疗。③严重肺裂伤、气管及主支气管破裂。④膈肌破裂。⑤食管破裂。⑥胸壁缺损或浮动胸壁的固定。⑦胸腔内异物。

一、术前出血评估和准备

胸部创伤引起血胸,血胸的临床表现与出血量、速度和个人体质有关。一般而言,成人血胸量≤0.5L为少量血胸,胸片示肋膈角钝,病人无明显症状体征;0.5～1.0L为中量血胸,胸片示积液达肺门水平;>1L为大量血胸。中量以上血胸表现为低血容量休克和胸部积液体征。如果病人具备以下征象则提示存在进行性血胸:①持续脉搏加快、血压降低,或经过补充血容量,血压仍然不稳。②胸腔闭式引流每小时引流量超过200ml,持续3小时。③血红蛋白、红细胞计数和红细胞压积进行性降低,引流液的血红蛋白和红细胞计数与周围血接近,并迅速凝固。

心脏损伤常为心脏破裂或心内结构的毁损,多数死于事故现场,能送达医院被救治者多为心肌挫伤。穿透性心脏损伤应迅即手术,这已成为心脏外科和急诊医师共识,只是对术前是否行心包腔穿刺和扩容尚存有争议,目前认为紧急剖胸仅需数分钟即可解除心脏压塞和暂时止血;对未控制住心脏血管破口而存在心脏压塞时,不宜大量扩容。凡心脏投影区域的胸部锐器穿透伤,即使无明显临床症状和病理体征,也应尽早送手术室扩创或开胸探查,防止和避免延迟性心脏破裂。其典型的临床症状不多,常规心电图、超声心动图及实验室酶学检查亦无特异性。心肌肌钙蛋白能较敏感地反映心肌挫伤,提高其诊断率。经食管超声心动图诊断心肌挫伤的敏感性和特异性优于心电图检查。

胸部创伤由于致伤原因不同,受损脏器也不同,因而损伤严重程度也不同,因此创伤评分与量化对胸部创伤评分、治疗决策、科研对照、学术交流以及医疗质量评价等方面都具有重要的应用价值。

生理评分：以伤后各种重要生理参数的紊乱作为评分依据评价伤势，伤势越重分值越低，主要用于现场评估与分类拣送。CRAMS（circulation respiration abdominal movement speech）评分将循环、呼吸、意识、运动、言语等项目逐项按正常、降低、消失等量化为 2～0 分，分值相加，总分大于 9 为轻伤，8～7 为重伤，小于 7 为极重伤。TS（trauma score）和 RTS（revised trauma score）将意识（格拉斯哥昏迷指数）、收缩压、呼吸频率和幅度、毛细血管再充盈等项目按正常、异常、消失的情况编码为 0～4，主要用于院内评分，也可用于创伤患者分拣，计算公式为：RTS = 0.9368 × G + 0.7326 × S + 0.2908 × R [G、S、R 分别为格拉斯哥昏迷指数（GCS）、动脉收缩压（SBP）、呼吸频率（RR）的编码值]，分值越高，伤势越轻。

解剖评分：对各组织器官解剖结构的损伤进行评定，损伤越重评分越高。解剖评分只考虑器官组织的伤情而忽视伤后生理紊乱，分值与创伤患者存活率有一定关系。AIS（abbreviated injury sale）评分将人体分为头、面、颈、胸、腹、脊柱、上肢、下肢、体表九区，用"伤情编码与伤势评分"的格式定位和定量每一处损伤。ISS（injury severity score）分区归纳了解剖伤势，并与伤员死亡率线性相关，ISS = 16 对应的死亡率为 10%，故将 ISS≥16 定为重伤标准。以手术记录、最后诊断作为 AIS 的依据。AIS 自 1979 年问世以来，先后作过多次修订，有许多版本。其中 AIS - 90 版已沿用多年，在国内亦被广泛使用，但国际上对 AIS 仍在不断充实和完善。1998 年，在美国机动车医学会领导下的损伤标准委员会又推出了 AIS - 90 的 98 最新修订本，新版虽然在某些细节作了改进，但评分原理和评分依据是相同的。AP（anatomy profile）评分按照损伤器官主要功能分组，对解剖伤情的评价较 ISS 更细致，对同一区内的多个损伤分别予以评分并整合。

综合评分：结合生理、解剖和年龄因素评估创伤程度。包括 TR - ISS（trauma and injury severity scale）和 ASCOT（a severity characteristic of trauma）。

二、麻　醉

在通常情况下，选择全麻双腔气管内插管，单肺通气技术。但国内外已有在非全麻下诊治胸外伤的报告，可用局麻药浸润胸壁各层及壁层胸膜，也可用肋间神经阻滞或硬膜外麻醉，在全麻高危人群或不适用全麻的病人可选用。

首先建立通畅的气道，对怀疑有颈椎损伤的病人气管插管时应使用纤维支气管镜引导下气管插管，插管时颈椎应中立位，尽可能避免颈椎活动。如气管插管不能建立，应行紧急气管切开。

积极抗休克，纠正低血容量。尽快开放 2～3 条静脉通路，包括颈内或锁骨下静脉穿刺或用 14～16 号针股静脉穿刺进行快速输液，输液种类注意晶体：胶体为 2:1，在没有足够血液情况下可先用血液代用品，如羟乙基淀粉、血定安等胶体溶液。胶体溶液可有效地扩容及维持血浆胶体渗透压。其维持循环稳定、恢复血容量的效果与血液相似。在积极抗休克治疗的同时应尽量快行手术处理。

对张力性气胸病人可在腋中线第五肋间隙放置胸腔引流管,同时对胸腔的出血量可作出评估,如存在活动性出血则表示需要开胸手术。应注意放置胸腔引流管时不要损伤肋间血管。

三、解剖学要点

胸腔内血管丰富,有肋间血管、胸廓内血管以及心脏大血管,上述血管受伤后可形成血胸及心包积血。心脏大血管包括主动脉及分支、上下腔静脉、肺动静脉,这类血管受损的话,出血量多且猛,大多数死于现场,仅少数经过转运后得救。胸壁血管来自肋间血管、胸廓内血管,属于体循环,压力较高,常持续出血,不易自然停止,常需开胸止血。肺的血管有肺血管和支气管血管两个系统:肺血管为功能性血管,参与气体交换,平均压力为主动脉的1/8,肺萎陷时血流量明显减少,因而肺血管出血在短期内可自然停止,多不需要开胸手术;支气管血管为营养性血管,供给氧气和营养物质。

四、手术中出血控制技术

一般胸部创伤的救治已形成常规,严重胸部创伤包括胸伤合并多发伤早期和运输途中的病死率很高,来院后的快速检查诊断至关重要。严重胸外伤的病人由于伤情重,时间紧迫,应先抢救再诊断,边治疗边诊断,分清主次、轻重缓急,组织各科专业人员,通力协作。结合损伤机制、生理评分、快速体检结果,迅速作出是否紧急手术的基本判断。紧急气管插管、放置胸腔闭式引流或纵隔减压;限制性液体复苏抗休克的同时,积极的外科确定性处理是维持循环功能的关键;严重胸部创伤中多数为闭合性,尤以多根肋骨骨折合并血气胸为多,确诊后需及时行胸壁固定、胸腔闭式引流或者开胸探查术,若闭式引流术无效需行开胸探查术。连枷胸的治疗重点之一是浮动胸壁固定,面积不大可选用肋骨板、肋骨环抱接骨器纠正胸壁软化、恢复胸廓形态满意。对极少数携带致伤锐器的伤员,按经典教材和传统的论点,"刺入胸部的锐器尚未拔除者,因有伤及心脏大血管可能,切勿将锐器移动或向外牵拖。一旦移出锐器,将立即导致急性失血、心包压塞或开放性气胸。"目前研究认为:锐器留置的时间越长,其胸内脏器损伤的程度越重。其机制为除原发伤外,并有继发脏器伤。胸腔内脏器肺、心、纵隔及膈肌均在不断地有规律地搏动或摆动,锐器的留存对胸内脏器不但无压迫止血功效,相反扩大继发多处损伤。只是对有出入口的胸部贯通伤的锐器由于不导致继发伤者例外。

凡有剖胸探查指征的患者应尽快手术治疗,术中迅速探明脏器损伤性质,及时、正确选择相应手术方式是手术成功的关键。对于心脏大血管损伤,必要时可在体外循环支持下行剖胸探查,应用主动脉腔内支架移植术救治胸主动脉损伤作为一项新兴的介入性技术,使一些危重和难以承受全麻和剖胸术者进一步获得挽救生命的机遇。心脏创伤多为锐器伤,是胸部创伤的危重急症,可分为失血性休克和心脏压塞两型,积极开胸手术是唯一有效的治疗手段,现不再强调先行心包穿刺术。对失血性休克、心脏压塞但生命体征尚存者可直接送手术室开胸探查,而对生命体征极弱或刚刚部分丧失且高度怀疑心脏压塞者须在急诊室开胸,能明显提高抢救生存率。损害控制外科的策略和方法的核心思想是将急诊外科手术处理看作复苏过程的一个部分,主张对危重创伤患者采取分三阶段处理的策略,即初期简化手术、重症监护室复苏治疗和再手术实施确定性修复和重建,早期积极有效的损害控制手术治疗可以明显提高生存率。

穿透性胸外伤出现心脏停搏病人应在急症室立即行开胸探查,但需要有经验的医师操作,其目的为:①解除心脏压塞;②控制胸内出血;③开始心脏按压,恢复有效心率和心律;④控制肺门部血管,以减低肺损伤引起肺动脉气塞;⑤修复心脏穿通伤;⑥钳夹降主动脉以保证心肌和大脑的血液灌注。近年来的研究表明,穿透性损伤的病人急诊室开胸手术预后较好(生存率在 2.7% ~ 18%),而钝性伤的病人生存率极低(0 ~ 2%)。因此急诊室开胸手术指征限定为:①穿透性胸外伤重度休克者;②穿透性胸外伤濒死者,且高度怀疑存在急性心包填塞。手术在全麻气管插管下经前外侧切口进胸,解除心包填塞,控制出血,快速补液,自体血回输。

胸腔镜可以用于诊断和处理膈肌损伤、控制胸壁血管出血、清除凝固性血胸、取出胸内异物、治疗外伤性乳糜胸及张力性气胸,其相关并发症少,是一种安全、准确、可靠的诊断技术。通过胸腔镜进行探查止血,常用的止血方法有电凝、钛夹钳夹、直线切割切除伤肺或镜下缝合修补等。胸腔镜治疗血胸的指征较为严格,要求患者的生命体征平稳,24 小时胸腔闭式引流量不多于 1 500ml,或每小时低于 200ml。如引流量过大,或患者出现血流动力学不稳定的表现,应开胸止血。但对怀疑心脏、大血管损伤并不推荐使用。胸腔镜手术具有微创、切口小、无须切除或撑开肋骨、呼吸肌不受破坏、术中出血少、胸部切口并发症少、术后伤口疼痛轻、术后恢复快、住院时间短等优点。胸腔镜手术减少胸外伤手术前观察时间,争取手术时间,为病人开胸探查提供确切依据,减少不必要的开胸探查,改变了传统的经胸腔闭式引流观察漏气、出血量再决定手术与否的模式,变消极被动为积极主动处理。

五、手术后特殊处理要点

急性呼吸功能不全和失血性休克是伤后早期两个最主要致死原因,急性呼吸窘迫综合征和多器官功能衰竭是伤后晚期的主要死因。止血术后再次出血的几率不大,但术后仍需补充血容量并严密观察,此外胸腔感染的机会较大,术后应该抗炎、止血、保持引流管通畅和呼吸道管理。

(刘宝东,张　毅)

第八章　电视胸腔镜手术出血控制技术

电视胸腔镜已成为胸部微创外科的代表性手术,是 20 世纪末胸外科重大进展之一,是将难度大、风险高、创伤大、恢复慢的传统开胸手术,改为全电视胸腔镜下被称作匙孔手术的微创方法。它能取得同样良好的治疗效果,它改变了一些胸外科疾病的治疗观念,被认为是自体外循环问世以来胸外科领域的又一次重大技术革命,是未来胸外科发展的方向,在这种理念下传统的开胸手术正逐渐让位于微创外科。经典外科学在基本克服了"疼痛"、"止血"、"感染"三大难题之后,于 20 世纪由于信息科学、计算机技术、电子数字影像技术、机器人技术、材料科学的发展及其在医学领域的应用,特别是循证医学的发展和医学模式的转变,传统外科学的基本概念进一步发展变化,产生了损伤控制外科(Damage Control Surgery)、微创外科(Minimally Invasive Surgery,MIS)和快速康复外科(Fast Track Surgery,FTS)三大新概念。外科新理念体现于外科各个专科,胸外科也不例外。随着手术医生技术的熟练、设备与器械的改进,电视胸腔镜手术(VATS)的手术适应症不断扩大,那些创伤大、恢复慢的传统开胸手术逐渐被 VATS 替代。VATS 手术病种几乎覆盖了肺、食管、纵隔和外伤等胸外科常见疾病。VATS手术从早期仅限于自发性气胸肺大疱切除、肺病灶楔形切除和简单的纵隔肿物手术,逐渐扩大到肺叶切除、全肺切除、支气管成形、胸腹腔镜联合食管癌切除等较复杂的外科手术。据国外资料,普胸外科手术已有 50% 为胸腔镜手术,个别医院甚至达到 90%。近十年来国内腔镜手术也蓬勃发展,有学者提出了"开胸手术逐渐成为微创腔镜手术的补充"的观点。为确保患者的安全,腔镜手术对止血提出了更高更严的要求。开展胸腔镜手术的必备条件是丰富的开胸手术经验与熟练的腔镜技术相结合。能常规开胸手术的胸科医生在涉足胸腔镜手术前,对腔镜下能否安全止血是存在程度不同的担心或恐惧的,镜下对出血的控制力,往往决定能完成什么样的手术及中转开胸率,也成为现代胸外科医生的必修课。

一、术前出血评估和准备

手术患者的评估原则:最重要的止血方法是根据自身水平选择适宜的病例,所谓不治已病治未病,对于病理性病变要判断病变的生长部位、时间、大小、毗邻血管的关系、包膜是否完整、是否受侵、是否是血管源性病变、是否伴随全身出血性疾病、血管旁淋巴结大小、有无钙化、血管长短、肺裂发育程度,是否粘连变异,对出血部位的血管意外要有一定的预判性,必要的预防性游离阻断肺门血管、镜下压迫止血纱球、无创钳,rumel 止血器、血管缝合线、开胸包等要提前备好,要保持镜子有一定不受出血污染的安全距离,尽量第一时间用吸引器卵圆钳等压迫控制出血,不可随意盲目用加长器械去钳夹。初步控制后,再寻求合理的镜下止血方法,如镜下缝合、结扎切断、超声刀、Lig Sure、电凝、Hem – o – Lok、腔镜下缝合切割器(endo-cut)等处理。

20 世纪 90 年代后期,电视胸腔镜技术被国内外医师应用于急性开放性血胸、进行性血胸、凝固性血胸、创伤性气胸、肺裂伤修补、创伤性膈肌破裂、气管支气管裂伤、创伤性浮动胸壁、心脏大血管损伤、创伤性乳糜胸与创伤后脓胸等多种类型的胸外伤治疗。对于外伤患者要首先确定患者是否有连枷胸,是否大气道断裂,肺挫伤的程度,是否有心脏及大血管损伤,综合判断是做开放性手术还是做腔镜手术。如果是做腔镜手术是否有活动性出血,出血量与程度、外伤的种类,是否有复合伤,能否短期安全止血。

二、麻　醉

胸腔镜手术一般采用双腔气管插管,必要时气管镜引导插管,通气时双肺要良好的隔离,会使术者得到良好的空间显露和舒畅的心态。如肺隔离不好造成双肺通气会增加手术的难度,一旦遇上意外出血,由于显露不佳会被迫中转开胸。近年来亦有学者在进行不插管下的麻碎方法进行腔镜手术的相关研究。

三、解剖学要点

胸腔镜手术所涉及的解剖要点同常规开胸手术是相同的,不同之处是要熟悉腔镜下的二维解剖图像及特点,要重点了解肋间血管神经的走行(图 8 – 1),避免在使用穿刺 Trocar 时造成肋间血管出血,特别要警惕高位的第一第二肋间血管(图 8 – 2)。低位椎体旁肋间动脉的出血属于重大损伤,常常使止血变得异常困难,主要解剖结构如:胸顶区的大血管(图 8 – 3),出入心脏的大血管,主动脉的全程走行(图 8 – 4),左侧食道下三角区的主动脉心包(图 8 – 5),右侧食道下三角区的下腔静脉(图 8 – 6)。在胸膜脓胸手术时要警惕胸顶区的锁骨下动静脉、上腔静脉(图 8 – 7)、下腔静脉(图 8 – 8)、奇静脉(图 8 – 9)。在纵隔肿瘤、胸腺瘤时要警惕无名静脉、胸腺静脉、内乳动静脉及汇入乳内静脉的变异血管(图 8 – 10)。主动脉及分支常常不易损伤,肺动脉、肺静脉在肺切除术中常常因为淋巴结钙化粘连、血管变异、肺裂不全等原因造成损伤,在支气管扩张手术时要时时警惕扩张的支气管动脉,肺隔离症要警惕来自体循环的粗大变异血管。

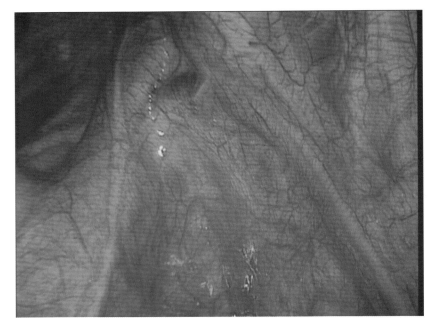

图 8 - 1　肋间血管走行

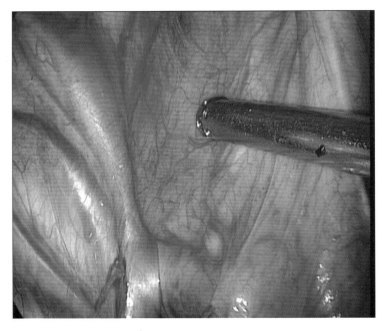

图 8 - 2　高位血管

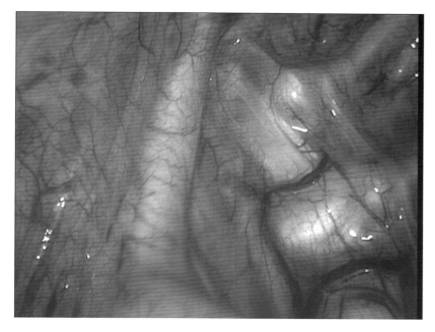

图 8 - 3 左胸顶区大血管

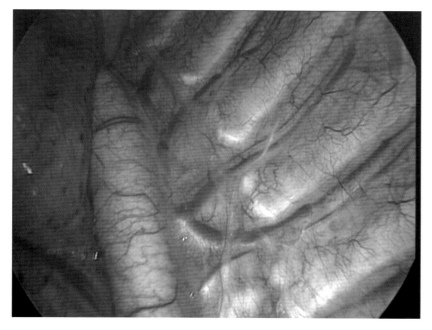

图 8 - 4 降主动脉及肋间动静脉

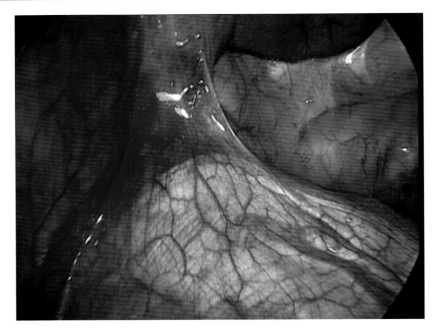

图 8 - 5　左膈肌上三角区降主动脉心包

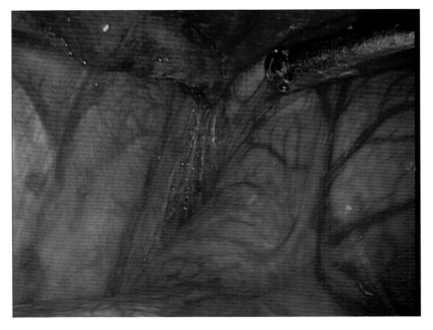

图 8 - 6　右膈肌上三角区下腔静脉

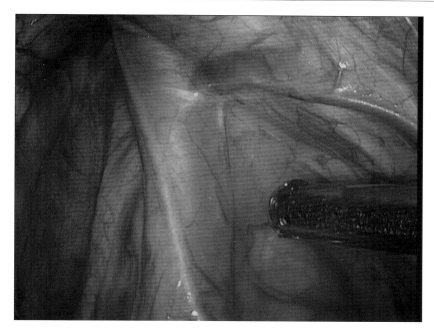

图 8 - 7　上腔及内乳静脉

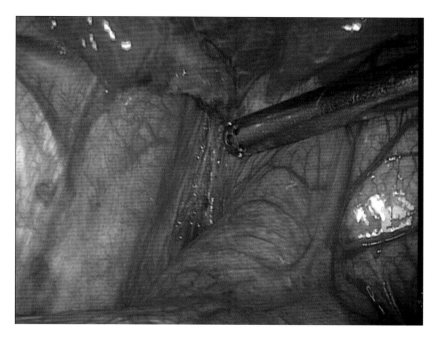

图 8 - 8　下腔静脉

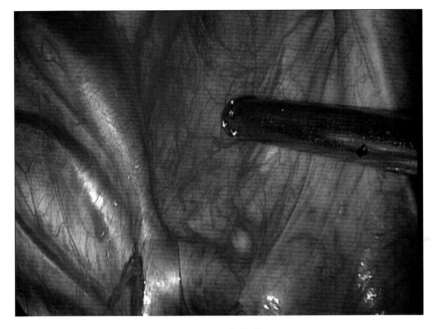

图 8 - 9 奇静脉

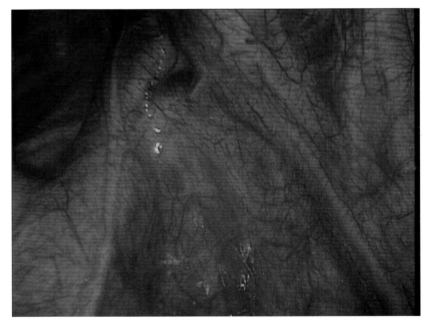

图 8 - 10 内乳静脉

四、手术中出血控制技术

能常规开胸手术的胸科医生在涉足胸腔镜手术前,对腔镜下能否安全止血存在程度不同的担心或恐惧。镜下对出血的控制力,往往决定能完成什么样的手术及中转开胸率。开展腔镜手术的必备条件是丰富的开胸手术经验与熟练的腔镜技术相结合。胸腔镜下止血首要的还是常规开胸积累的止血手术经验,腔镜手术无非是将止血过程在二维空间镜下来完成,没有成熟的常规开胸手术经验去贸然尝试肺叶切除是十分危险的。尽管胸腔镜因受肋骨遮挡、操作孔选择等局限,胸科医生常常过度依赖镜下缝合切割器(endo-cut)的使用而忽视了镜下缝合打结的训练。加强腔镜下器械缝合打结的技术训练,对腔镜下止血非常有益,常常难以止血的部位及血管最后是很难靠灼烧器械来止血,而是需要靠娴熟的腔镜下的缝合技术及良好的心理素质来应对处理的。在处理较细较短的分支血管时,超声刀,血管结扎速切割闭合系统(LigSure Vessel Sealing System),能量平台等提供了很好的选择,可以闭合直径达 5 ~ 7mm 的血管,形成的闭合带可以抵御超过三倍正常人体收缩压的压力,闭合速度比使用缝线快,闭合后无异物残留,闭合时无明显焦痂形成,闭合时的热传导距离短,平均 1.5 ~ 2mm。闭合包含在组织束中的血管时,无需对组织进行分离。在某些手术中,一定程度上比使用缝合器节省费用。尽管如此,但依笔者经验,在闭合超过 5 mm 的血管时,最好线结扎一道或使用 Hem – o – Lok 结扎锁后再使用 ligsure 或超声刀离端。另外,还要尽可能游离出血管,且有一定的长度以确保安全。

五、手术不同阶段的止血方法

1. 穿刺戳卡出血

一般多为皮下肌肉出血,可直接电凝,少量出血用戳卡压迫即可。

2. 肋间血管出血

多是由于不遵循肋间血管走行规律,随意性穿刺造成,也可以是在外伤病人中骨折断端刺破血管造成出血。一定要警惕肋骨角后肋骨横突部位的骨折,常常使止血变得异常困难和复杂,可从另一切口镜下电凝或跨肋缝合。也可采用笔者专利器械:胸腔镜下胸内潜行套管引线器(详见附录)跨肋引线后胸腔内打结控制出血。

3. 胸膜出血

胸腔镜止血。无论是胸膜粘连,还是脓胸手术,由于胸腔镜放大无盲区的特点,方便对胸顶膈角隐蔽处的止血,其辅助止血效果优于单纯开胸手术。在完全关胸状态下也可再次检查出血。近年来,我们把胸腔镜引入脓胸手术止血中,采取单手辅助,可以使切口更小(10 ~ 15cm)的情况下完成病期几年几十年的纤维板剥除。早期脓胸纤维板纤维膜容易廓清剥除,剥除后多渗血不重。对于长期厚纤维板病人剥除后局部出血可用电凝吸引器吸引止血,也可以边冲洗边用电凝钩止血。纤维板渗血用电凝抓钳较好,可以使电凝有一定深度止血效果较好。小儿脓胸患者更需要立即压迫、电凝止血,防止单位时间大量出血。

4. 内乳动静脉出血

在胸腺手术及胸外伤胸骨肋软骨骨折患者中,要注意胸骨后胸膜返折处内乳动静脉走行,及汇入上腔静脉处的损伤,可用钛夹及超声刀止血。

5. 异常血管及变异

如支气管扩张病人解剖韧带、肺门根部,或处理段间肺动脉时要时刻警惕粗大曲张的支气管动脉,更要警惕肺隔离症发出的异常体循环血管,出血时可直接结扎切断。对血管源性病变(如肺动静脉瘘等)不可勉强在贴近段以上大血管处行楔形切除,必要时考虑肺切除手术以防断面出血。

6. 肺叶切除血管意外

多由淋巴结粘连、助手牵拉太紧、局部解剖变异、缝合器钉仓钉高选择不精确、游离不充分时缝合器强行穿过、血管气管肺裂处理顺序不当造成。出血后可用吸引器横按压迫止血后,边吸引边缝合结扎。或用超声刀、Hem－o－Lok 及选择适合的钉高的缝合器等方法止血。直径小于 3mm 的动静脉直线切割缝合器不能安全止血,操作时粗大的血管一般不易损伤,而细小的血管往往会出现血管意外,当血管较短时,超声刀、ligsure 在处理这类血管有一定优势。在气管处理完毕后极端情况下,远端肺动静脉出血可用直线切割缝合器连同出血血管及不全肺裂一起订合。单纯闭合器钉合血管有时会有渗血现象,纱球压迫后多可止血。闭合血管时一定要开闭缝合器一次,防止机械故障。每次装钉仓时要用清水冲洗,防止残钉造成故障。本组有一例闭合后缝合器无法释放打开,被迫开胸。事实上,只要加强镜下基本缝合打结的操作训练,完全可以取代对器械的依赖,使得镜下止血变得更从容,也可以降低手术耗材费用。在肺叶切除术中,国内优秀的术者先后形成了几种流派,如王氏手法、单项式肺切除、单孔式肺切除等。王氏手法先易后难,打开血管鞘膜,隧道贯通,打开肺裂。单向式的不开肺裂单项推进,肺门顺序解剖。各流派对防止血管损伤都有异曲同工之妙,腔镜只是一个手术的工具,手术时还是根据自身水平和习惯,灵活掌握、循序渐进、熟能生巧。

7. 上腔及左无名静脉出血

肺癌手术清扫淋巴结有时会损伤上腔静脉,胸腺瘤特别是侵袭性胸腺瘤时有撕破无名静脉的可能,由于静脉系统压力较低,吸引器压迫后镜下缝合,多可止血。胸腺静脉撕裂很短时,尽可能缝合不用钛夹止血。

总之,腔镜经验不多的早期操作,往往一碰到出血就会想到要开胸,当有一定的胸腔镜应用经验后,一般的出血是完全可以在腔镜下止血的。在学习模仿优秀的腔镜术者操作习惯,特别是腔镜下止血经验时,因出血而开胸的时机是由术者腔镜水平、心理承受能力、出血量、出血血管部位所决定的。当术者心里不能承受出血给病人生命带来的风险时,要实时地结束微创。切不可不顾自身水平,追求微创匙孔手术而导致意外。镜下对出血控制力的信心来源于常规手术和镜下循序渐进的手术实践经验积累。

(苏志勇)

第九章　胸腔镜联合腹腔镜下食管癌切除手术出血防范及控制技术

传统的食管癌根治术,是对食管肿瘤进行手术切除的全称,包括肿瘤切除、肿瘤上下端足够长度的食管、受累组织器官的切除、部分胃切除和周围软组织、淋巴结清扫、消化道重建等。特点是:手术复杂,手术时间长,手术切口大,术中液体丢失较多,手术出血较多,对患者创伤大。

高清胸腔镜和超声刀等现代科技的进步,使食管癌的微创治疗成为可能。目前已经开展的微创食管癌根治术式包括纯胸腔镜下食管切除、手辅助胸腔镜经胸食管切除、胸部小切口胸腔镜辅助下食管切除,消化道重建中胃的微创游离通过腹腔镜或手助腹腔镜完成。所有这些术式的共同目标是减少手术创伤,加快患者术后恢复,并且不能影响手术根治效果。近年来开展早中期食管癌微创治疗新方法——胸腔镜联合腹腔镜下食管癌根治性切除术取得显著疗效。胸腔镜手术有以下优点:

1)胸腔镜食管癌根治术术后恢复较快。

2)由于对术后肺功能影响小,使有些肺功能及一般情况差的病人也能耐受手术。

3)淋巴结清扫中特别是隆突下及左侧支气管旁淋巴结切除时的视野优于开胸手术。

4)食管癌微创手术同样能够达到肿瘤学根治的要求。

第一节　术前出血评估和准备

食管癌手术前有效的术前评估应包括对患者心肺储备功能和手术风险的彻底评价,运动负荷试验、肺活量测定、动脉血气分析应被考虑在内,当然术前的出血评估也包括在内。

正常止血功能是维持生命所必需的生理功能,其过程极为复杂,它包括血管壁、血小板、凝血因子、凝血及抗凝血过程,后者包括纤维蛋白溶酶系统等方面。此外,随着受损血管的部位、大小、结构、营养状况以及血管内血流的速度等各种因素的不同,止血过程也有显著的差异。围手术期异常出血,多因患者并发出血性疾病所致。病史往往可提供诊断线索,应注意是否有自发性出血、出血的部位和程度、有无服药或接触化学物品的历史、有无肝硬化等。所有手术患者术前应进行出凝血时间和血小板计数检查。对有出血倾向者还应进行其他更详细的实验室检查,以明确凝血障碍环节。

第二节　麻　醉

胸腹腔镜联合食管癌切除手术一般采用标准的双腔气管插管,这样胸腔手术过程中肺能够塌陷良好,术野暴露清晰。食管癌手术由于手术时间相对较长,应留置桡动脉置管行持续性动脉血压监测,以此监测因外科医生术中操作过程或因出血引起的低血压。应在外周上肢静脉留置两个大孔径的静脉置管,以方便在手术过程中快速的进行容量复苏。硬膜外置管可加强术后疼痛管理,改善术后肺功能。

第三节　解剖学要点

食管是连接咽与胃之间的长管状的肌性器官,是消化道中最狭窄的部分。它上承咽喉部,起始于环状软骨下缘水平(约第 6 颈椎平面),下行沿脊柱前方经颈部、胸部上后纵隔,至第 10 胸椎水平穿经膈的食管裂孔进入腹腔,于第 11 胸椎水平终止于腹腔内的胃食管连接部与胃连接。

成人自门齿至食管起始部平均为 15cm,至左主支气管越过食管处为 24～26cm,至食管下端食管胃黏膜移行部的长度平均为 40cm。男女和身高不同略有差异。

食管具有两个弯曲,根据食管弯曲的位置可以决定手术的入路,如颈部食管手术时最好经左侧入路,上中段食管手术经右胸入路,而下段食管或贲门手术则经左胸或胸腹联合入路。

食管可分为颈、胸、腹三部分。颈段食管短而且位置较深,与主气管的关系十分密切,但二者之间无血管穿行,因此手术中较易分离。在食管与气管两侧所形成的浅沟内分别有左、右喉返神经及气管 - 食管动脉通过。食管两侧近上端与甲状腺两侧叶和甲状旁腺相邻,近下端与甲状腺下动脉及颈动脉鞘相邻,鞘内含颈动脉、颈静脉和迷走神经。因此在颈部食管的手术操作中要仔细分离,避免损伤喉返神经和颈动脉鞘。从左侧胸锁乳突肌前切口进入时,由颈总动脉、颈内静脉和血管神经束走行于食管的外侧,并略偏向前方。切开颈浅筋膜后暴露胸锁乳突肌,并将其牵向外侧。甲状腺的两侧叶与食管相邻,一般可切断 1～2 根甲状腺中静脉,向前牵拉甲状腺叶即可显露食管。胸段食管在行程中与纵隔内许多重要结构相毗邻,包括纵隔胸膜和肺、心脏和大血管、气管和支气管、胸导管、奇静脉、肋间动静脉及胸段脊柱等。在后纵隔,食管与主动脉的关系很密切,如果食管肿瘤外侵主动脉时,游离时应注意。食管后面与脊柱之间为颈深筋膜后层构成的食管后间隙,其内充满疏松结缔组织。在结缔组织内,有右侧的 1～5 肋间动脉、降主动脉以及胸导管、奇静脉、半奇静脉和副半奇静脉。腹段食管为食管最短的一段,前面和右面的一部分与肝左叶脏面的右后侧相接触,形成肝的食管压迹。食管的后面越过右膈角、左膈角和左膈下动脉。

食管本身的动脉血液供应非常丰富,其特点是多段性、多支性、多源性,而且分支细小。来自颈、胸、腹不同来源的血管,在食管壁内和壁外互相吻合。颈段食管的血液供应主要来源于左、右甲状腺下动脉,也可来源于左、右锁骨下动脉。胸段食管动脉:胸段食管的血液供应主要来源于主动脉弓、胸主动脉和支气管动脉,其次为肋间动脉。食管胸上段的动脉供血变异很大,左侧主要为来源于发自主动脉弓的支气管动脉食管支或直接来自降主动脉的分支,以 3 ~ 5 支较为常见,右侧主要来源于第三肋间动脉的右支气管动脉。其供血范围从胸廓入口到主动脉弓以下 5 ~ 8cm。主动脉弓以上部位的食管血供较差,手术时如分离过多易导致食管缺血坏死。食管胸中段和胸下段主要接受胸主动脉发出的食管支(又称食管固有动脉)供血,约占 100%,该动脉发自胸主动脉前壁,呈直角进入食管壁,因此在游离食管时应注意避免损伤该动脉。腹段食管的动脉供应主要来自腹腔动脉发出的胃左动脉的食管支,其次为左膈下动脉的分支。

第四节　手术中出血控制技术

一、腹腔镜手术

患者首先取平卧位,通过脐部穿刺孔注入 CO_2 气体建立气腹(设定 12 ~ 14cmH_2O),而后在上腹部建立 4 个操作穿刺孔:脐部置入 10mm 套管作为观察孔放入 30 度腹腔镜;左侧锁骨中线脐上 2 ~ 3cm 处置入 10mm 套管作为主操作孔用于放置超声刀或内镜切割缝合器;右侧相应位置置入 10mm 套管作为辅助操作孔;左侧腋前线肋缘下放置 5mm 套管作为助手操作孔。剑突下 2 ~ 3cm 置入 10mm 套管用于放置拉钩挡开肝脏,暴露术野。在腹腔镜下分别游离胃大弯胃网膜血管和胃短血管,保留胃网膜右动脉,并于胃小弯使用内镜切割缝合器或塑料血管夹离断胃左血管和肝胃韧带,完成胃游离及腹腔淋巴结清扫。打开两侧膈肌脚,离断左、右迷走神经干,尽量向远端游离腹段食管。检查腹腔无活动性出血后关闭腹腔切口。

在腹腔镜游离胃的过程中应注意以下几点以控制术中出血。

1. 动作轻柔。网膜比较薄弱,牵拉过度往往造成网膜血管撕裂出血。因此术者和助手的配合非常重要,游离过程中既要将网膜拉起,以便操作,但又要注意用力恰当。

2. 采用超声刀游离网膜时动作要慢,遇到直径较大的血管可以采用先分别在血管的远近端做电凝但不切断,然后在其间电凝切断,这样可以保证止血的确切性。

3. 游离胃短血管时要注意轻柔,因为大多数患者的胃短血管距脾脏比较近,用力过猛可能会造成脾被膜的撕裂出血。如遇出血应先吸干净,然后根据情况采取不同的止血措施。如果是小范围脾被膜撕裂,可以用氩气刀或带喷射模式的电刀止血,然后用纱布压迫,大多数出血可以完全控制。如果是胃短血管出血要找到出血点,然后用钛夹夹闭止血。如果是游离时距离胃壁太近造成胃壁撕裂出血,可以采用镜下缝合的方法止血。但如遇镜下不可控制的出血,应及时果断地中转开腹止血,以免贻误时机。

4. 处理胃左血管时,首先要暴露清晰,这是保证处理过程安全的必备条件。游离时要尽量做到血管骨骼化,这样能够保证清扫胃左淋巴结。但骨骼化的操作要细心,每次游离切断的组织不要太多,逐渐解剖胃冠状静脉,充分游离后于近心端置放两枚血管夹,远端一枚,然后在其间剪断。这时胃左动脉就很容易显露出来,用同样的方法处理。也可以将胃冠状静脉和胃左动脉游离后一并用内镜切割缝合器离断。如果出现胃左血管出血,千万不要慌张,更切忌盲目钳夹,这样有可能会伤及腹腔动脉等更大的血管。首先要压迫出血点,然后洗净周围的血液及凝血块,轻轻放开压迫,寻找确切的出血点。用内镜血管钳提起出血点,用钛夹或塑料血管夹夹闭止血。如遇镜下不可控制的出血,也应及时果断地中转开腹止血。

5. 在游离腹段食管时,注意两侧膈脚处往往有一支膈动脉穿行,应予以夹闭,以免出血。

二、胸腔镜手术

将患者体位改换为左侧卧位,主刀位于患者背侧,助手位于患者腹侧。于右胸建立4个操作孔:腋中线第7肋间置入10mm套管作为腔镜观察孔;腋后线8肋间做一个3~4cm小切口作为主操作孔,用于放置超声刀、内镜切割缝合器和吻合器机身;肩胛下线第5肋间置入5mm套管作为辅助操作孔;腋前线第4肋间置入10mm套管用于放置五爪拉钩挡开右肺。自下而上完全游离胸部食管,必要时切断奇静脉弓,清扫纵隔各组淋巴结。在预定切除部位使用腔镜切割缝合器离断食管。如为食管中段癌,于贲门处切断食管;如为食管下端癌,行近端胃部分切除术。将病变食管装袋取出。用超声刀在食管断端中心部位剪开一个2~3mm小孔。嘱麻醉师将OrviTM钉砧头装置通过口腔导入食管,并通过食管断端中心的小孔拉出导引胃管,直至钉砧头到达食管断端处。剪断连接线钉砧头与导引胃管分离,将导引胃管从胸腔操作孔取出。将胃从膈肌裂孔处拉到胸腔,于贲门处(食管中段癌)或胃体前壁(食管下段癌)切开胃壁全层约3cm,通过胸腔主操作孔放置圆形吻合器机身至残胃内,在胸腔镜直视下将钉砧头与吻合器机身对接,然后完成胃食管吻合。嘱麻醉师重新经鼻放置胃管,并确认进入胃腔。最后使用腔镜下直线切割缝合器关闭贲门或胃体前壁切口,并制作较宽松的管状胃。检查吻合口及胸腔情况,放置胸腔闭式引流管,关闭胸部操作孔。

在胸腔镜手术过程中应注意以下几点以控制术中出血。

1. 离断奇静脉弓可采用镜下结扎、塑料血管夹或内镜切割缝合器。

2. 游离食管过程中应注意食管的动脉,应用超声刀或用钛夹处理直径稍大的动脉是安全的。

3. 如果中段食管肿瘤外侵较重时,在游离食管后壁过程中要特别注意保护主动脉,因此时食管紧贴胸主动脉。

4. 游离食管上段特别是向颈部方向进行时要注意识别锁骨下动脉,以免损伤。

三、手术后特殊处理点

胸腔镜手术基本是安全的,但仍可能存在出血。

1. 胸腔出血　出血原因多系术中止血不彻底或电凝结痂脱落,大面积胸膜切除时容易发生。少量出血可以使用止血药严密观察。若有活动性出血,应尽早行胸腔镜探查止血。

2. 吻合口出血　术后胃管内即引流出新鲜血液可以判断有吻合口出血。如每小时出血量 200~300ml,予以等量输血血压仍不能维持,保守治疗无效,术后 4 小时和 6 小时应开胸探查。开胸后可见胸胃膨胀,切开胃壁吸出血块。从内外两侧探查吻合口,一般是黏膜下有小动脉活动出血。经吻合口内全层缝合 2~3 针后,一般出血即可停止。

吻合口出血与以下因素有关:①适应症掌握不好,食管壁水肿增厚严重的病人使用机械吻合,易碎裂出血。②旋合过紧可能造成食管黏膜被严重挤压,吻合完成的同时食管黏膜在吻合钉上方断裂,该处黏膜翘起,导致血管外露。肌层韧性较大,一般不会断裂,因而,吻合完成后检查吻合口外壁时很难发现黏膜已经断裂。③旋合过松,小血管未被闭合。

吻合口出血的预防:①应该严格掌握机械吻合的适应症,食管壁水肿增厚严重的病人避免使用吻合器。②尽量选择相对无血管区进行吻合,避开胃壁上较粗大的血管。③正确使用吻合器,避免旋合过紧、过松。④吻合结束后,可以通过未关闭的胃切口直视下检查吻合口的内壁有无出血,如有出血可予间断缝合。

(李　辉)

第十章　胸腔镜下纵隔肿瘤手术
出血防范及控制技术

纵隔肿瘤由于细胞组织的多源性,故而种类较多,常见的有胸腺瘤、胸腺囊肿、神经源性肿瘤、支气管囊肿、心包囊肿等,大多为良性或低度恶性疾病。传统手术需做胸部正中切口或胸部后外侧切口下完成,手术创伤大,患者术后恢复慢,且影响美观。近年来随着微创手术领域的不断开拓和胸腔镜技术的日益成熟,纵隔肿瘤胸腔镜下切除术已逐步成为部分病例首选。

一、解剖学要点

纵隔肿瘤按其好发部位分区,最实用的是前、中、后三分法。其中好发于前纵隔的有胸腺瘤、淋巴瘤、胸内甲状腺肿等;中纵隔的有淋巴瘤、支气管源性囊肿等;后纵隔的主要是神经源性肿瘤如神经鞘瘤、神经纤维瘤和神经节细胞瘤等。随着现代胸腔镜技术的发展和普及,绝大多数良性或界限清楚的低度恶性纵隔肿瘤及囊肿都可安全地经胸腔镜手术切除。实际工作中,胸腔镜手术适应证的选择因术者经验而定。我科通用的入选标准如下:肿瘤(或囊肿)外形光滑,有完整的包膜,与周围重要器官如大血管间有明显界限或脂肪间隙,无心包积液、胸腔积液等表现,后纵隔肿瘤未累及椎间孔等。肿瘤的大小不作为绝对禁忌症。

二、术前出血评估和准备

除胸腺瘤要求切除整个胸腺以外,纵隔肿瘤一般沿其包膜进行切除即可取得满意的疗效。术前对于出血的评估主要应从几方面着手:①明确切除范围,尤其是肿瘤所在器官固有滋养血管的处理。②判断肿瘤大小及良恶性,预测出血风险。③了解肿瘤本身血供情况,尽可能了解异常滋养血管部位。因此,需常规进行胸部增强 CT 扫描,这对了解肿瘤与周围组织关系和有无粗大的滋养血管至关重要。特殊情况(如了解后纵隔肿瘤与相应椎间孔关系)时可能需加做 MRI 检查。

胸腺瘤手术需切除整个胸腺(图 10-1)。正常胸腺有 2~3 条细小的静脉直接回流入左无名静脉,即使肿瘤体积较大,胸腺静脉也一般不会相应明显增粗,以电刀或超声刀常规处理安全可靠,当然也可用钛夹或 Ham-o-lock 处理。但当肿瘤靠近胸腺上极,部分位于无名静脉和胸骨柄之间时,由于空间狭小,血管壁薄,分离肿瘤时容易造成无名静脉的意外损伤(图 10-2),导致中转开胸。因此,对于胸腺上极较大的肿瘤,胸腔镜经验不足者应尽量避免选作适应症。

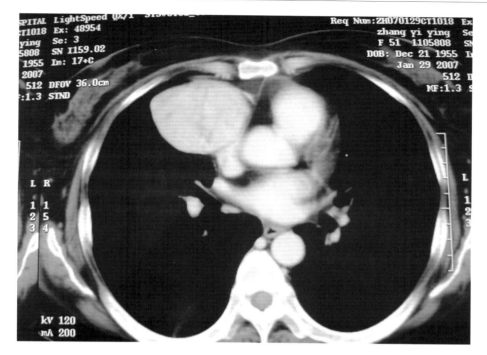

图 10-1　胸腺瘤

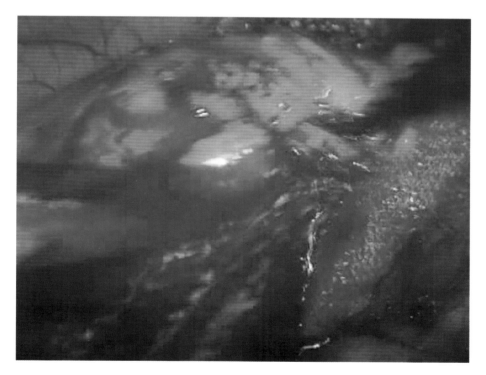

图 10-2　胸腺出血

笔者体会,胸腔镜较传统开胸手术最大的不便之处是显露和止血,要求有一定的学习曲线和团队配合,而且术中操作需更加谨慎,以防止较大的不可控制的出血。所以,事先充分准备防患于未然更加重要。准备措施包括手术体位的合理规划、切口延长线的预留,以及特制内镜器械及开胸器械的准备等。中、后纵隔肿瘤手术体位采用常用的侧卧位,便于中转开胸;较为特殊的前纵隔手术如胸腺切除术采用术侧垫高30°平卧位。如需中转开胸,可选择第3或第4肋间前外侧切口(女性沿乳房下皱襞做皮肤切口,自第4肋间进胸),必要时可横断胸骨获得满意的显露。也可采用正中开胸,均无须改变体位,操作方便快捷。

三、手术中出血控制技术

胸腺瘤切除需特别小心避免左无名静脉的意外损伤,文献报道无名静脉损伤是中转开胸的首位原因。笔者曾遇到巨大胸腺瘤自乳内动脉一异常粗大分支出血,镜下十分凶猛。即刻用卵圆钳整块钳夹止血,吸尽积血后,迅速判断出血部位并非左无名静脉(胸腺峡部出血)。以长持针器夹持000无创丝线"8"字缝合出血两端。松开卵圆钳,可见血管断端,直径约4mm(图10-3)。还有一例胸腺静脉异常回流入右无名静脉汇入上腔静脉处,在常规打开上腔静脉表面纵

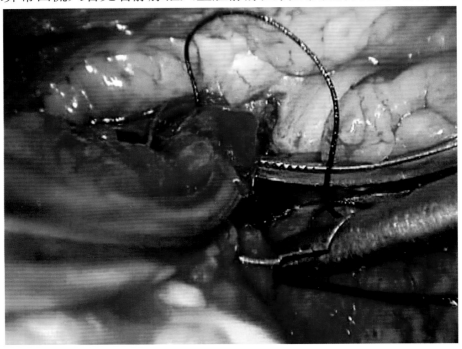

图10-3

隔胸膜时意外损伤。此时迅速以事先准备好的"花生米"先暂时压迫,再自第5肋间切口放入特制的加长血管阻断钳,平行于上腔静脉将其侧壁夹住,再自同一切口放入内镜针持,以0000号prolene线缝合血管断端。如肿瘤巨大,或肿瘤贴近静脉下缘,预计胸腺静脉短不易处理,应对可能的左无名静脉意外出血,我们

事先将第 3 肋间切口适当扩大至 2cm，以便放入血管阻断钳。此切口放入的阻断钳正好平行于左无名静脉，可预防性先行钳夹静脉下侧壁，再安全离断胸腺静脉。离断后自第 5 肋间切口放入内镜持针器缝合血管缺损，操作十分便捷。

　　成人后纵隔肿瘤多为良性的神经鞘瘤或神经纤维瘤，大多血供并不丰富，但位于胸膜顶类似"吸顶灯"者，其包膜或椎体骨膜往往血供丰富且压力大，加之空间狭小，周围重要器官多，而不易安全止血，使很多胸外科医生望而却步。我们总结了一套安全切除该部位肿瘤的方法。首先纵行打开肿瘤表面纵隔胸膜，向前后方游离开备用，然后适当切开肿瘤最致密的外包膜，以钝头吸引器行包膜内剥离，切除整个瘤体。切除肿瘤后迅速以纱布条填塞压迫止血（图 10 - 4）。5 分钟后轻轻取下纱布条，用带电分离钳止血（图 10 - 5）。如仍有渗血，则避免反复大范围电凝止血以防引起 Horner 综合征。此时在创面上填塞止血海绵或止血纱布，外面再用纱布球压迫 10 分钟。取下纱布，确定无明显渗血后，以 000 无创丝线将纵隔胸膜进行间断缝合加压（图 10 - 6）。我们已采用该方法成功处理 3 例类似病例，无术后出血，止血效果满意。

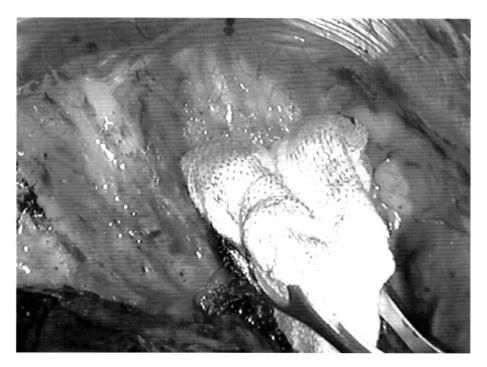

图 10 - 4　纱布压迫止血

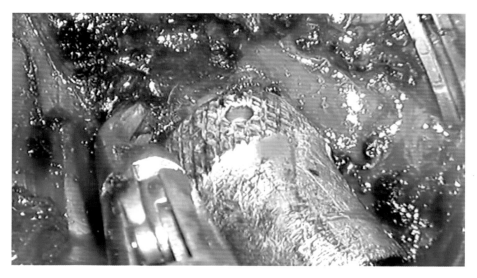

图 10 - 5　电凝止血

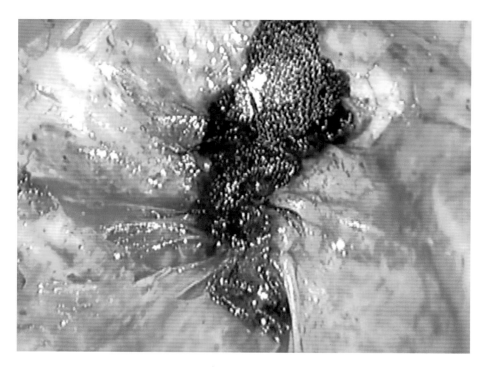

图 10 - 6　填塞止血纱布后缝合胸膜

四、手术后特殊处理点

纵隔肿瘤切除后围术期处理十分简单,出血及乳糜胸罕见,多经保守治疗痊愈,无需预防性应用止血药物。相反,在高凝状态病人还需常规使用低分子肝素预防血栓栓塞性并发症。文献报道，切除后纵隔神经源性肿瘤可并发脑脊液瘘，保守治疗无效者需再次手术缝合或取附近肌肉组织填塞，此操作往往需神经外科协助。

（李剑锋）

第十一章 电视纵隔镜手术术中出血防范及控制技术

电视纵隔镜手术是胸部微创外科的重要组成部分。因其具有创伤小、操作简便、安全可靠、取材满意等优点,迄今为止,电视纵隔镜手术仍是纵隔疑难疾病诊断和治疗以及肺癌治疗前病理分期的最重要检查方法。它不仅能使部分不适合手术的病人免受开胸之苦(如 N3 或多组 N2 病变,淋巴结外侵犯和侵犯纵隔脏器的 T4 期肿瘤),同时又能为肺癌外科治疗方案的制定提供最佳依据。

纵隔气管周围病变因纵隔内结构复杂,病种多样,常规检查方法价值有限,致使纵隔病变常常成为临床诊断上的难点,其中尤以将良性病变误诊为恶性肿瘤多见,而不正确的诊断性治疗和不必要的剖胸探查,大大增加了病人的痛苦。为避免误诊误治给患者带来的危害,指导合理的治疗,应采取一切可能的方法获得明确的病理诊断,电视纵隔镜手术在这一方面有其不可替代的优势。大量临床实践证实,纵隔疑难疾病经纵隔镜检查后,明确诊断率超过 90%。

一、解剖学要点

电视纵隔镜是在传统纵隔镜基础上整合了现代摄像系统的新一代诊断设备,临床上主要应用于肺癌纵隔淋巴结的活检分期和中纵隔肿瘤的活检。也有少数作者利用电视纵隔镜进行食管的游离等操作,因不是主流,故不作叙述。

纵隔镜手术首先需在颈根部胸骨切迹上方做一 3cm 长的横行切口,纵行切开颈白线,直达气管前方。打开气管前筋膜后,以手指紧贴气管软骨环向足侧钝性分离一"隧道",作为纵隔镜进入的通道。此"隧道"远端达到气管隆突下缘,位于气管前方、左无名动脉及主动脉弓后方,右侧偏前紧邻上腔静脉,还有奇静脉弓纵行由后向前跨过右侧气管支气管交界部。气管隆突前下方还有右肺动脉主干横向跨过。因此,此隧道紧邻的重要器官多,术者应熟知解剖毗邻关系,规范操作,活检前先行细针穿刺,防止误伤大血管。

二、术前出血评估和准备

纵隔镜虽然主要作为一种诊断技术,但有其潜在出血甚至大出血风险,而且一旦大出血,处理起来十分棘手。因此,最重要的是防患于未然,同时做好应急准备。术前对出血风险的评估十分重要。我们体会,以下三种情况较容易导致出血:①上腔静脉梗阻;②甲状腺肿大;③融合巨块型淋巴结。

上腔静脉梗阻常见于纵隔型淋巴瘤和晚期肺癌的纵隔淋巴结转移压迫。由于头面部、双上肢和上胸部的静脉回流受阻,因此颈部静脉曲张,组织充血,而且血管压力高,出血往往不易自止。此时应沿无血管区小心解剖,遇有小血管和索条样结构尽量结扎,避免依赖电凝止血。以往文献将上腔静脉梗阻视为纵隔镜手术的禁忌症,但我们的临床实践证明,只要细心操作,仍可安全进行。

甲状腺明显肿大对纵隔镜操作会产生不利影响,严重者不应选择纵隔镜检查。遇有甲状腺峡部肿大阻碍气管前隧道制作时,可切断峡部,妥善结扎断端。偶可遇到增粗的甲状腺最下静脉正好位于气管表面,应结扎后切断以防镜身出入时误伤导致出血。

淋巴结融合成巨块状并与周围大血管界限消失是最危险的信号,常见于小细胞肺癌、纵隔淋巴瘤和晚期非小细胞肺癌。导致手术风险激增的主要原因是气管前隧道常常无法安全建立,强行操作可能导致误伤大血管引起大出血。因此,此类病例应尽量选择其他诊断方法,如超声气管镜下穿刺术(EBUS - TB-NA)、经超声胃镜穿刺术(EUS)或胸腔镜活检术。

三、麻　醉

我们常规采用单腔螺纹气管插管,优点是插管带有金属支撑结构,能够有效防止操作中压迫气管导致通气障碍。此外,因文献有导致脑缺血偏瘫的报道,所以我们常规留置右侧桡动脉插管动态血压监测,防止术中镜身长时间过度压迫无名动脉导致右侧颈动脉缺血。

采取平卧位,肩胛间垫枕,同时消毒范围应包括颈、胸及部分上腹部,全程显露胸骨,以备紧急胸骨切开。

四、手术中出血控制技术

手术台上常规准备纱布条以及夹持纱布条的长嘴持物钳,以备意外出血时迅速压迫止血。我们选用的是 Wolf 电视纵隔镜设备,其镜身前端呈鸭嘴状并可张开,非常方便器械进出和迅速置入纱布条。

手术安全顺利进行的首要条件是气管前隧道的正确建立。取颈部横切口长约3cm,沿颈白线依次切开,直至打开气管前筋膜,清晰显露气管软骨环。止血钳提起气管前筋膜,食指伸入其深方,紧贴气管前面向足侧钝性分离。分离过程中可清楚感觉到无名动脉的搏动,一定要超越无名动脉下缘,才能到达上纵隔淋巴结区域。此区域空间宽大,可向两侧多游离以保证足够的操作空间。手指继续向下游离,可触及主动脉弓上缘及气管分叉。笔者体会,食指游离隧道跨越无名动脉是保障手术安全的关键步骤。如肿瘤组织已将无名动脉和气管包绕无法钝性分开时,即应果断中止手术。文献报道最危险的意外大出血多为损伤了无名动脉。我们也遇到一例巨块型 N2 淋巴结转移的肺鳞癌,由于无法游离开无名动脉而考虑直接活检,虽然按常规先行细针穿刺未见出血,但还是在活检时误伤无名动脉导致大出血。按预先准备迅速置入纱布条压迫,由于准备工作充分,血压基本维持正常。劈开胸骨,体外循环下成功修补了无名动脉后壁缺损。

五、手术后特殊处理要点

手术结束前以生理盐水冲洗,再次检查除外活动性出血,退出纵隔镜,分层缝合切口。缝合不宜过紧过密，以防术后出血压迫气管。我们不常规填塞止血海绵或止血纱布一类止血材料以防出现异物反应，如淋巴结切除范围广，创面大，渗出多，可留置细管引流 1～2 日。手术后切口轻微肿胀属正常反应，无需特殊处理。

（李剑锋）

第十二章　气管镜下气管支气管内冷冻治疗术的出血防范及控制技术

　　冷冻疗法应用于气管支气管腔内疾病的治疗始于 20 世纪 70 年代,近十几年来,适用于弯曲支气管镜的可弯曲冷冻探针的问世使气管支气管腔内的冷冻治疗更加微创与方便,从而使冷冻治疗得以蓬勃发展。

　　目前从临床上看,近 85% 的肺癌患者在就诊时已失去手术切除的机会,其中 30% 的患者会因为肿瘤阻塞气管、支气管而引起咳嗽、咯血、呼吸困难以及胸痛,给患者带来很大的痛苦,严重影响了患者的生活与生存质量,甚至引起呼吸衰竭导致死亡。冷冻外科治疗微创、操作简便易行、安全有效,能迅速控制和缓解支气管内肿瘤患者的临床症状和改善生存质量,是一种十分简便而有效的姑息性微创治疗方法。如气管腺样囊性癌几乎将气管完全阻塞(图 12 – 1),经气管镜冷冻治疗术并配合放疗后,气管腔完全通畅(图 12 – 2)。冷冻疗法主要的并发症之一是气管、支气管内出血,本章将就冷冻术的出血防范及控制技术加以讨论。

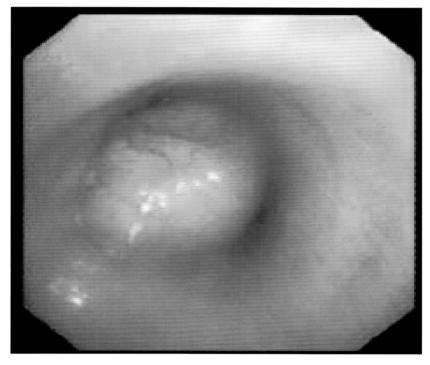

图 12 – 1

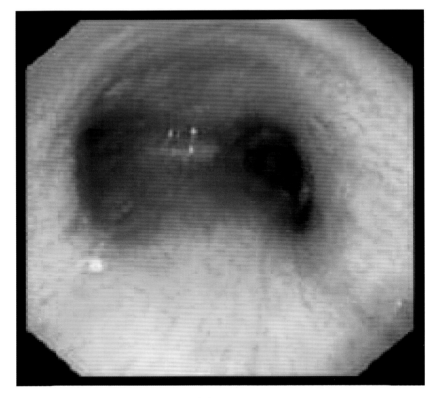

图 12 - 2

一、术前准备和出血的评估

气管、支气管病变由于其部位特殊,手术风险及术中、术后并发症相对较高。若术中、术后出现较多的出血,发现不及时或处理不当易导致病人出现窒息。因此术前充分准备、术中及术后积极正确的处理才能确保手术成功。

需要行气管镜冷冻术的病人往往都是恶性肿瘤晚期的患者,因此需要进行较全面的检查,检查至少应包括:胸部正侧位相,胸部 CT(包括气管、支气管三维重建),纤维支气管镜检查,心、肺、肝、肾功能检查,凝血功能检查(应了解患者抗凝药物应用的情况),怀疑有肿瘤外侵应行胃镜和上消化道造影检查。

对于有气道梗阻、长期慢性通气不足的患者,应术前给予彻底纠正缺氧、二氧化碳蓄积,甚至酸中毒等症状。术前鼓励患者做呼吸功能的锻炼。绝对禁烟,肺部有炎症的病人全身及局部应用抗生素及化痰药物。术中易出血的疾病,如鳞癌、腺瘤或有凝血功能障碍等,术前术中应高度重视,做好出血的应急准备。

二、麻醉技术

硬质支气管镜的操作应在全麻下进行,麻醉后将硬支气管镜直接或借助喉镜插入气管。一旦进入气管就使患者颈部保持伸展,将硬质支气管镜与麻醉机回路连接,也可以通过硬质气管镜的侧口进行高频喷射通气。硬质气管镜没有套囊,漏气较多,不适合吸入麻醉,只能运用静脉麻醉药。

纤维支气管镜根据治疗的需要可采用局麻(表面麻醉＋静脉强化)或全麻下气管插管方法,局麻时经口插入支气管镜,全麻应采用大号的气管插管可减少气流阻力,便于操作,气管插管直径应≥8mm。

术中常见的问题有:①低氧血症　硬质支气管镜的操作时,如果术中患者出现低氧血症,应立即将气管镜从气管内取出,并进行面罩甚至气管插管通气。②高碳酸血症　出现高碳酸血症应增加通气频率,加深麻醉药的浓度,这通常是由于通气不足所致。③出血　少量出血经吸引及局部应用止血药即可,对于较大的出血,应将气管插管插入健侧支气管,对健侧肺进行通气。④气道燃烧　在应用激光手术或氩气刀治疗时,其主要的危险是气道燃烧。此时应立刻停止供氧、停止通气、立即拔出气管插管、去除燃烧物,减少毒性气体的吸入,并吸出气道内的组织碎片。面罩通气,重建气道。术毕拔管前,用纤支镜再次评价气道损伤程度并吸出坏死组织及分泌物,给予激素及支持疗法。

三、解剖学要点

气管与支气管是一个以软骨为支架的通气管道,具有清除呼吸道分泌物的功能。气管上端起自环状软骨的下缘,下至第五胸椎上缘的气管分叉。成年男性气管长度为 10 ~ 13cm,平均 11.8cm,左右直径 2.0 ~ 2.5cm,前后径为 1.8 ~ 2.2cm。通常有 10 ~ 22 个气管软骨环,每厘米大约有两个软骨环。隆突富有神经,是气管黏膜感觉最敏感部位,局麻时应充分麻醉。

气管的血液供应:颈段气管的血供主要来源于甲状腺下动脉的三个气管食管支。中段与下段的血供来源于肋间最上动脉、右胸廓内动脉及头臂动脉。而支气管动脉则供应于隆突与支气管最下端。支气管及肺组织的血供主要由支气管动脉供应。

气管的毗邻:颈段支气管的两侧为甲状腺侧叶,左后方为食管,气管食管沟内有喉返神经上行,其后外侧为颈动脉鞘及其内容和颈交感神经干等。胸段气管的前方有胸腺、左头臂静脉、主动脉弓、头臂干、左颈总动脉及神经丛等。右侧为头臂静脉、上腔静脉、右迷走神经及其分支和奇静脉等。左侧为主动脉弓、左颈总动脉、左锁骨下动脉及左迷走神经等,后方有食管和喉返神经等。左主支气管的上方为主动脉弓,后方有食管、胸导管和胸主动脉。肺动脉左支先在其前方,后绕至它的上方。奇静脉弓从右主支气管的后方跨至其上方,并注入上腔静脉,右肺动脉先在右主支气管的下方,以后至其前方。

四、手术中出血控制技术

气管肿瘤的冷冻治疗可分为两类:一是"冻溶法",冷冻 2 ~ 6min 后,松开开关,让其自然融化,清除部分经冷冻坏死的肿瘤组织及分泌物,其余冷冻坏死的肿瘤组织待其自然脱落,拔除气管插管,治疗结束。二是"冻切法",即:将冷冻探头的金属末端置于肿瘤中心或边缘,对于较大的病灶,可设定几个冷冻点,冷冻约 30s ~ 120s,冷冻温度 −50℃ ~ −70℃,其探针顶端形成一个冰球,在冷冻后未完全溶解前"撕脱"切除肿瘤,反复多次操作直至管腔再通。出血主要为后者,每个肿瘤患者的治疗或多或少都会导致出血(图 12 − 3 ~ 图 12 − 5),出血是冷冻治疗最常见的并发症之一。

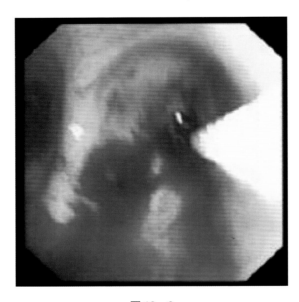

图 12 − 3

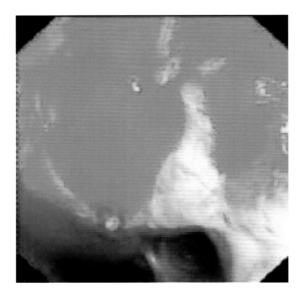

图 12 − 4

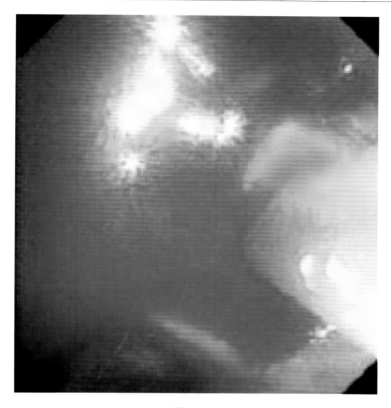

图 12－5

　　小量出血经过吸引及局部应用止血药即可,可使用1:1 000的肾上腺素或立止血 1ku 喷涂。

　　大量出血的控制:治疗中大量出血可见血液不断由气管、支气管涌出,甚至使镜下视野模糊(图 12－6、图 12－7)。此时应保持冷静,经气管镜立即吸出积血,勿使出血流入正常支气管,以免血液凝固阻塞气道。同时经气管镜局部迅速灌入 4℃1:1 000肾上腺素冷盐水 2ml,反复冲洗,局部应用立止血或灌入 500～2 000U 凝血酶局部止血,或者用 Fogarty 气囊导管填塞出血支气管。全身用药首选垂体后叶素,首剂 5～10U 加入 5%～20% 的葡萄糖液 40ml,缓慢静脉注射 10～15min,必要时 6 小时后重复注射,每次极量 20U。高血压、冠心病和妊娠患者原则上禁用。若仍不能达到止血效果,应将气管插管迅速插入健侧支气管,防止血液灌入引起窒息。必要时给予输血治疗。

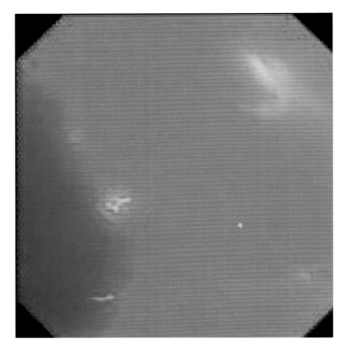

图 12 - 6

图 12 - 7

冷冻止血:确定出血部位后,将冷冻探针迅速放置该部位进行冻融,冷冻可使动静脉血管收缩,血管内皮细胞损伤,血管壁渗透性增加,血液黏滞度增加,毛细血管静水压下降,血流速度减慢,最终导致血小板血栓的形成,从而起到止血作用(图 12 -8~图 12 -11)。

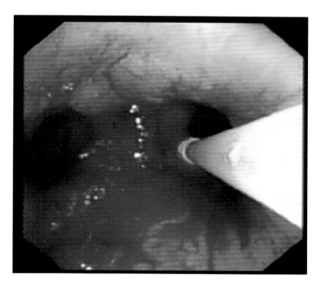

图 12 -8

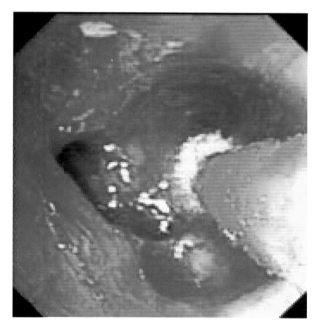

图 12 -9

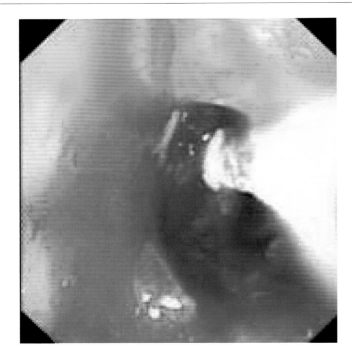

图 12 - 10

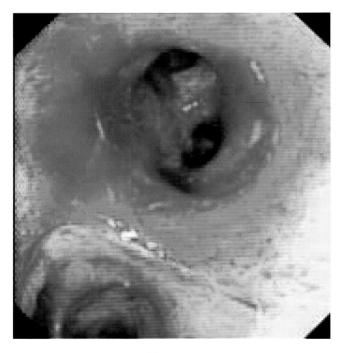

图 12 - 11

氩气刀止血:氩气刀是一种利用氩等离子体束传导高频电流,无接触地热凝固组织的治疗方法。高频电流能通过热效应使组织失活和凝固,适合于可视范围内气管、支气管的局部的出血,特别是弥漫性出血(图 12 - 12 ~ 图 12 - 15)。治疗功率一般控制在 50W 以下,每次治疗的时间宜短不宜长,一般不超过 5s。同时应关闭呼吸机的氧气,防止气道燃烧。

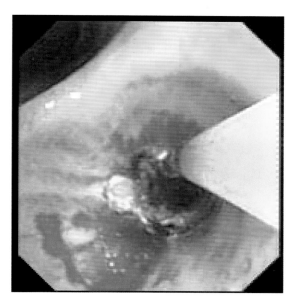

图 12 - 12

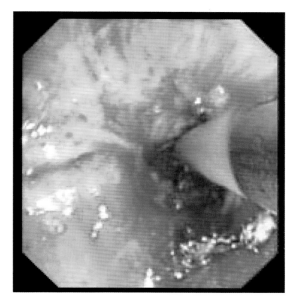

图 12 - 13

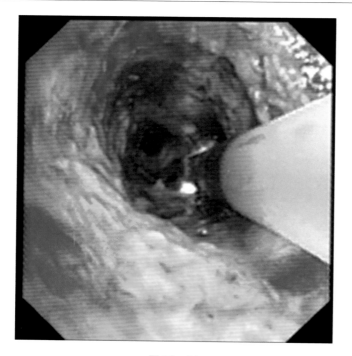

图 12 - 14

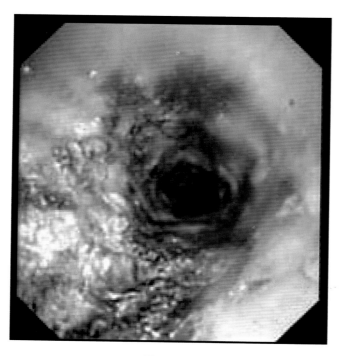

图 12 - 15

五、手术后特殊处理点

手术结束准备拔管前,应再次行纤支镜检查,彻底吸出残血及分泌物。术后常规进行生命体征及氧饱和度监测,同时给予雾化吸入、化痰及止血药物治疗。如果出现氧饱和度下降和任何呼吸形式的改变,如呼吸困难、气喘、喘鸣,或有特殊痰液和血液刺激的咳嗽,应立即行纤支镜检查、吸痰。必要时重新插入气管导管,既能辅助通气,又有利于吸痰。同时拍摄胸片了解肺部情况。

（石　彬）

第十三章　肺癌射频消融手术出血防范及控制技术

　　射频消融是肺部肿瘤治疗的手段之一,其微创、疗效确切、痛苦小、副作用及并发症少的特点,在肺部肿瘤局部治疗中具有明显的优势。但并发症如果不能得到正确的防范和控制,也将给患者造成痛苦乃至生命危险。各种出血是相对常见并发症之一,其发生率约10%,严重出血发生率约1%,其发生原因与穿刺损伤或热损伤有关。

第一节　术前出血评估和准备

一、术前患者基本情况的评估

　　患者如有严重凝血障碍,血小板计数 $\leqslant 4 \times 10^9/L$,INR $\geqslant 1.5$,应慎重选择穿刺或列为禁忌。服用抗凝药(如华法令)或抗血小板药的患者应停用 3~7 天后再行射频消融治疗,如果确系病情需要,可改为低分子肝素,至射频消融治疗结束后继续服用抗凝药(如华法令)或抗血小板药。

二、术前肿瘤情况的评估

　　根据肿瘤大小、部位以及与血管的关系,评估出血的风险。肿瘤越大、越靠近周边,出血风险越小;肿瘤越小、越靠近肺门,因穿刺到达肿瘤的路程较远,容易发生穿刺偏差,损伤血管,出血可能性加大。肺门肿瘤与肺动、静脉相邻,除了穿刺损伤血管导致出血外,还因高温消融导致血管壁热损伤,引起延迟大出血。肿瘤与腔静脉、主动脉、心脏相邻也存在穿刺及热损伤引起大出血的风险。穿刺部位及路径尽量避开锁骨下血管、乳内血管、肋间血管、肺段血管等。

第二节　解剖学要点

一、肋间血管

　　后肋间血管紧贴肋骨下缘,在腋中线前分出肋间副血管,走行于下一肋骨的上缘,肋间血管和副肋间血管与来自胸廓内血管的肋间血管和副肋间血管吻合。肋间血管损伤后容易引起出血,副肋间血管较细小,即使损伤也很少引起大出血,因此前胸壁穿刺时应由肋间中央进针,如果肋间隙窄或后胸壁穿刺时,应尽量紧贴肋骨上缘进针(图 13-1,图 13-2)。

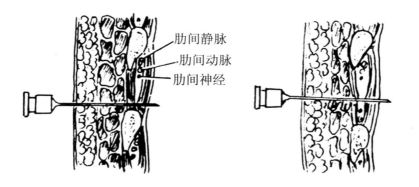

肋间静脉
肋间动脉
肋间神经

图 13 - 1　胸壁解剖及穿刺进针示意图

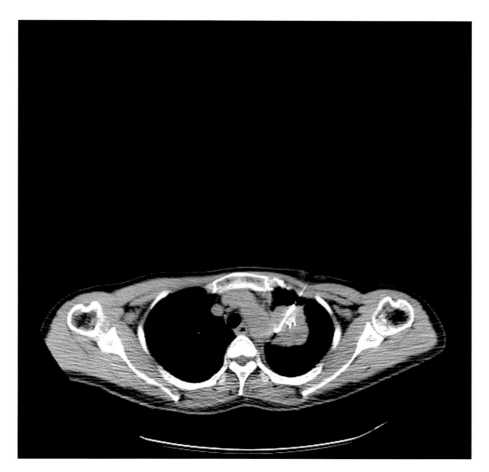

图 13 - 2　前胸壁穿刺选择经肋间中央进针

　　胸顶部肿瘤穿刺时应注意避开锁骨下血管,行增强 CT 则很容易辨认。胸廓内血管平行旁开胸骨外缘 1.5 ~ 2cm, CT 断层一般容易辨认,应注意避免损伤

（图 13 - 3）。

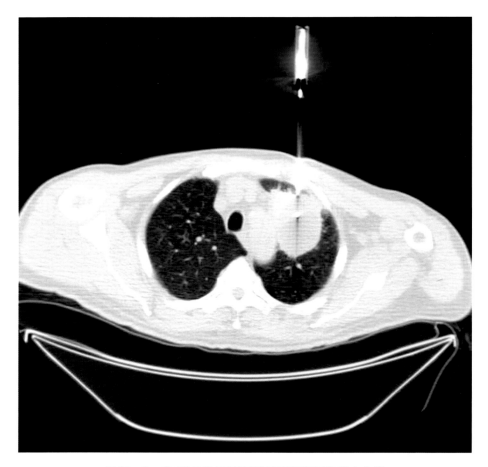

图 13 - 3 在 CT 定位下穿刺针较容易避开胸廓内血管

肺门血管及肺段血管较粗大，损伤会引起大出血，行增强 CT 则很容易辨认。肺亚段血管一般较纤细，穿刺损伤一般不会引起大出血。

第三节 手术中出血控制技术

一、胸壁及胸膜腔出血

控制预防胸壁及胸膜腔出血的关键在于穿刺点的选择。选择肋骨上缘或肋间，尽量避免靠近肋骨下缘，以免损伤肋间血管。后胸壁及较窄肋间隙穿刺应选择肋骨上缘进针，前胸壁应选择肋间中央进针。有时因病情需要，射频消融和穿刺活检需同时进行，为避免因气胸导致肿瘤移位、滑动，先进行射频消融针穿刺将肿瘤"锚住"后，再进行活检穿刺，此时如果是同一进针点，两针就会形成夹角，活检针针道容易产生偏差,伤及肋间血管导致出血,可选择不同穿刺点进针来避免发生这种情况。另外,穿刺点选择还应避开锁骨下血管及胸廓内动脉。

术中发现少量出血可以予以止血药,如立止血等。有些射频设备,如美国RITA 具有针道消融的功能,对小的出血可以起到止血作用。

术中出现中等量以上出血,往往是伤及了肋间血管,除了注射立止血、采取针道消融外,还可针道局部注射凝血酶,必要时开胸止血(图 13 - 4)。

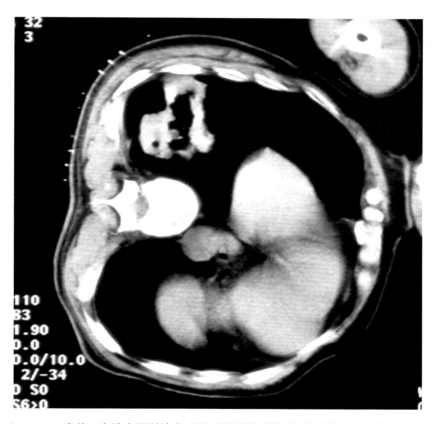

图 13 - 4 - 1 术前。右肺空洞型肿瘤,拟经后胸壁穿刺射频消融并活检,肋间隙窄。

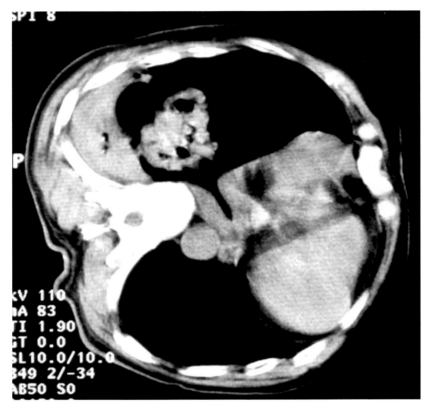

图 13 - 4 - 2　术后。因射频、活检同时进行穿刺，两针同一穿刺点，呈一定夹角，同时肋间隙窄，造成肋间血管损伤，导致出血，CT 可见胸腔积血，经针道局部注射凝血酶及针道消融止血成功。

二、肺出血

　　肺内出血是穿刺过程中伤及了肺的亚段血管（图 13 - 5，图 13 - 6），症状是咯血，有时可以当即咯血，穿刺时应尽量避开这类血管。术中如果一旦出现咯血，但射频针电极又未伤及大血管，可予以止血药，并继续消融，消融过程中随着温度上升可以起到热凝止血的作用。

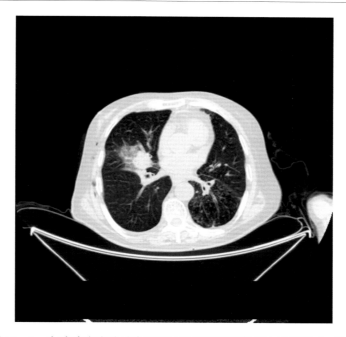

图 13 – 5 右肺肿瘤消融后外侧可见因穿刺引起的肺内针道出血,其内可见较粗肺血管。

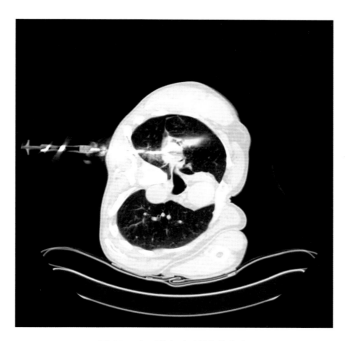

图 13 – 6 肺内穿刺针道出血

三、损伤大血管出血

肺门肿瘤与肺动、静脉相邻,除了穿刺损伤血管导致出血外,还因高温消融导致血管壁热损伤,引起延迟大出血(图 13 -7)。肿瘤与腔静脉、主动脉、心脏相邻也存在穿刺及热损伤引起大出血的风险。穿刺部位及路径不能避开锁骨下血管等大血管也是引起大出血的因素,应避免。

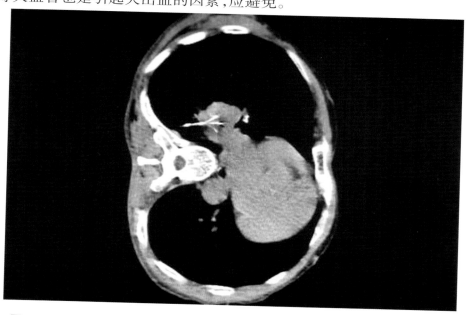

图 13 -7　右下肺肿瘤累及下肺静脉并肺静脉内癌栓,消融术后 1 月患者出现间断大量咯血,行手术切除肺叶,术中发现肿瘤坏死,部分形成空洞,肺静脉分支位于其内。考虑肿瘤消融热传导损伤肺静脉,随着肿瘤坏死排除造成肺静脉间断出血。

四、手术后特殊处理点

术中有出血的患者,术后常规应用止血药,少量咯血患者口服安络血即可。中量以上出血患者,可注射立止血等止血药,并观察生命体征变化,必要时胸腔穿刺或引流积血,大量出血保守治疗不能有效控制时,应立即开胸手术止血。

(李鲁)

附录　全胸腔镜下肋骨骨折
骨板骨钉胸腔内植入固定技术

　　我们在对实验动物研究基础上,选择性对部分肋骨骨折患者采用了全胸腔镜下肋骨骨折骨板骨钉胸腔内植入固定技术进行手术,术中操作应用作者自行设计专利器械:

　　胸腔镜下胸内潜行套管引线器:

　　(专利号 201120265234.0)

　　胸腔镜下多角度肋骨骨膜剥离吸引器

　　(专利号 201120273386.5)

　　胸腔镜下多角度肋骨断端螺钉螺母牵拉器

　　(专利号 201120264867.x)

　　全腔镜下肋骨断端抬举切割器

　　(专利号 201120262126.8)

　　胸腔镜下巾钳式肋骨断端牵开钳

　　(专利号 201120278361.4)

　　胸腔镜下内植入式镍钛记忆合金肋骨板

　　(专利号 201120271141.9)

　　胸腔镜下多角度肋骨断端扩髓器

　　(专利号:201120274235.1)

　　胸腔镜下多角度骨钉骨板抓持钳

　　(专利号:201120277786.3)

　　初步结果显示从技术角度在部分选择的病例中是完全可行的,该技术微创美观,符合损伤控制快速康复的外科理念,实用性新技术临床推广价值大,器械材料能实现产能化。但还需逐渐成熟改进,目前还不能取代常规开胸在重症复合外伤的地位,还需进一步设计更好的腔镜下器械来校正固定时的偏移、术中拆除后的二次植入;手术后部分需要二次取出时的镜下操作器械;更好的切口入路;大样本病例在稳定强度、恢复时间、康复指标、功能改善、并发症、远期疗效等方面上同开胸进行对比研究,现将手术操作分述如下。

一、腔镜下控制肋骨骨折两端的肋间血管出血,防止游离、牵引、固定时出血

　　所用专利器械:胸腔镜下胸内潜行套管引线器（附图 1）

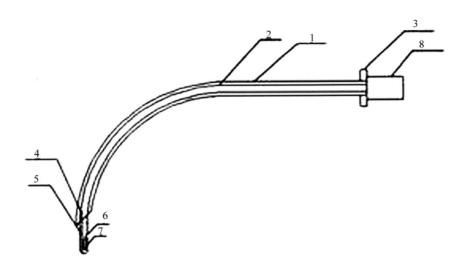

附图 1　引线钩、穿刺外套管针组成

将胸腔镜下胸内潜行套管引线器针尖从距骨折断端 3 厘米处的肋骨上缘穿入胸腔,将引线钩插入套管出头后,在腔镜下将 1 号可吸收逢卡入线钩卡槽中,退入导管内,将针连同线钩拉入肌肉层,在肌肉间潜行穿入下一肋骨上缘,再次穿入胸腔,将线从卡槽取出,用推结器在胸腔内打结,完成一次往返缝合(附图 2),依次可将另一断端缝合捆绑,控制两骨折断端肋间血管出血。可吸收线的另一作用是防止肋间神经同血管一起被捆绑引起的顽固性疼痛。这种穿梭于胸腔内外的捆绑法,也可以在固定后起到加强稳定肋骨断端的作用。

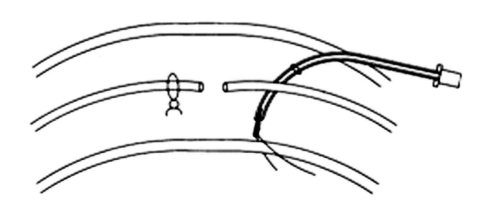

附图 2　引线器往返与肋骨断端胸内打结

二、肋骨断端游离

所用专利器械:胸腔镜下多角度肋骨骨膜剥离吸引器(附图3)由管状吸引器杆、剥离头、剥离缘组成,管状吸引器杆下壁延伸为剥离头,剥离头分为矩形、半圆形及猫耳形,剥离缘为斜面锐缘。

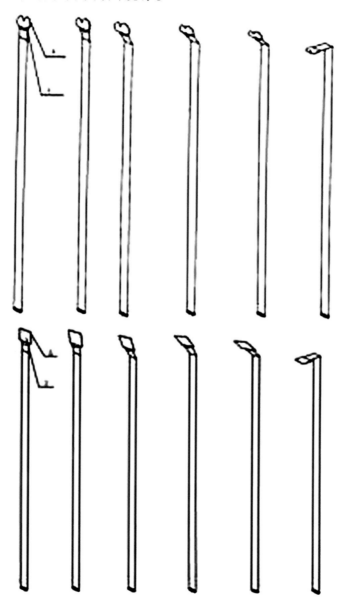

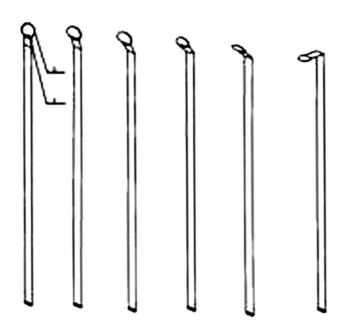

附图 3　不同形状曲度多角度剥离吸引头

使用时尽可能避开已捆绑后的肋间血管神经,对需牵引固定的骨折肋骨断端进行适当的游离(附图4),游离后才可以方便用肋骨钉,肋骨板对骨折段进行固定。多角度剥离头适应于腔镜下肋骨的不同角度及曲度,便于对肋骨骨折断端的剥离,同时便于吸引渗血保护肋间血管神经。

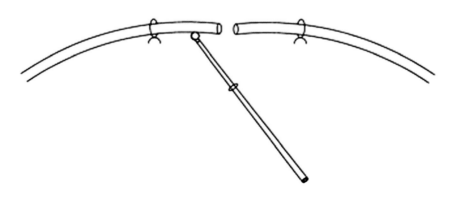

附图 4　胸内打结控制断端出血后剥离吸引

三、肋骨断端的牵开

（一）牵开方法 1

所用专利器械:胸腔镜下巾钳式肋骨断端牵开器

胸腔镜下巾钳式肋骨断端牵开器由锥针状咬合头、咬合翼、连接关节、钳翼、钳翼固定螺钉、调节螺母、定位螺母、环形手柄组成(附图5)。

操作方法及作用:选择和肋骨角度曲度及胸壁厚度相匹配的巾钳式肋骨断端牵开器,从设计好的操作孔在胸腔镜引导下,将锥针状咬合头及部分咬合翼下齿距骨折断端3厘米插入胸腔,咬住肋骨断端胸内面肋骨,锥针状咬合头上齿从体外皮肤肌肉刺入后咬合住肋骨外侧面,调整角度后合拢钳体,牵拉后可以使肋骨断端分离及合拢,方便下一步对位固定(附图6)。

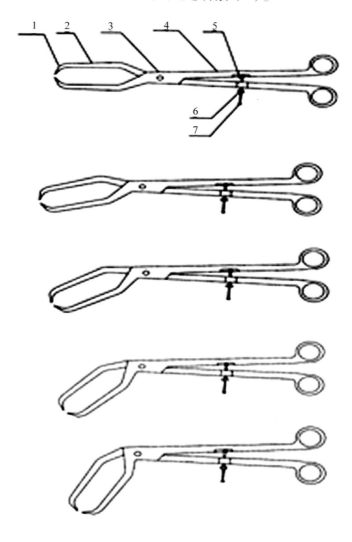

附图5

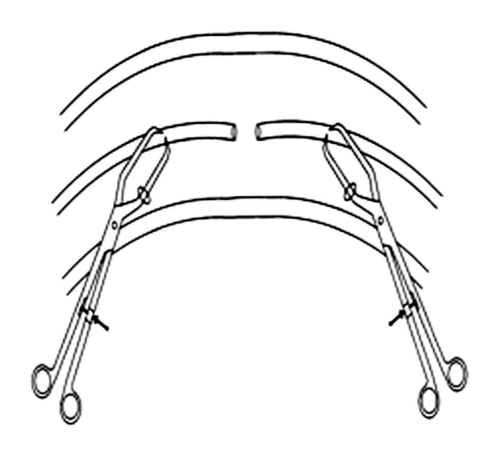

附图 6

（二）牵开方法

　　所用专利器械：腔镜下肋骨断端抬举切割器（附图 7）由手柄、连接杆、U 状叉型螺纹头、凹陷直槽、线锯孔组成。

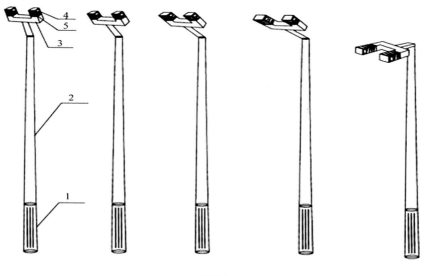

附图7

操作方法及作用：选择合适型号的胸腔镜下肋骨断端抬举切割牵拉器，从设计好的操作孔在胸腔镜操作下接近骨折断端，从下将肋骨断端托举抵住，为螺纹钉从体外钻入提供反向作用力（附图8），另外一个作用是：其顶端的线锯孔可以穿过线锯，方便修剪切除部分碎裂不规整的肋骨残端，使断缘整齐，皮肤定位后用电钻将合适型号的螺钉距离肋骨断端2～3厘米处钻入胸腔约2～3厘米。选择和肋骨曲度角度相匹配的胸腔镜下多角度肋骨断端螺母牵拉器，将螺钉进一步钻入螺母，使其稳妥连成一体，通过连接杆胸内外牵拉螺钉使肋骨断端分离及合拢，方便下一步用接骨板固定及扩髓，将骨钉插入使螺纹钉钻入胸腔。

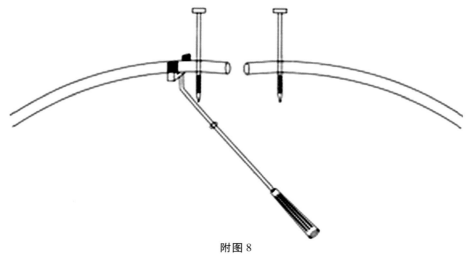

附图8

胸腔镜下多角度肋骨断端螺钉螺母牵拉器,由螺钉、螺母状牵拉头、螺母连接杆、手柄、凹陷直槽(附图9)组成。

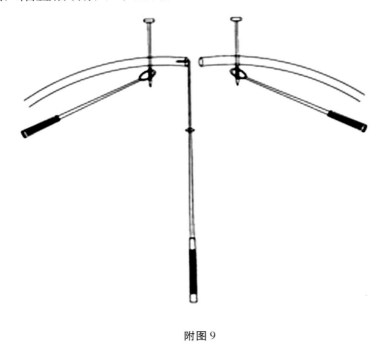

附图9

四、固定材料及选择

我们根据既往开胸手术的研究成果,对于 A 类骨折即:断面相对较齐的有移位横型骨折、3 厘米以内较短的劈裂或斜型骨折;线形胸骨骨折,选用聚左旋乳酸可吸收肋骨钉做为固定材料。对于 B 类骨折即:粉碎性骨折和大于 3 厘米较长的劈裂斜型骨折,采用自行设计的专利产品(胸腔镜下内植入式镍钛可记忆合金肋骨板)作为固定材料。

五、固定方法

(一)固定方法 1

胸腔镜下内植入式镍钛可记忆合金肋骨板是由支撑接骨板、抱臂、接骨板孔、抱臂孔、可吸收牵引线组成,支撑接骨板的两边侧对称分布有四对抱臂,抱臂前端成三角形尖锥状,抱臂前端钻有抱臂孔。抱臂孔及接骨板孔穿入 1 号压合好的可吸收牵引线(附图10a)。整体采用钛镍形状记忆合金材料制成,利用形状记忆合金的记忆功能,在0℃ ~4℃冷水中可以变得细小、柔软,能展开环抱臂,使开口大于断骨直径(附图10b),升至人体温度时环抱臂能自动回复到原来的压合抱拢形状,从而在骨折处将碎骨块环抱加压复位固定。(附图10c,附图10d)

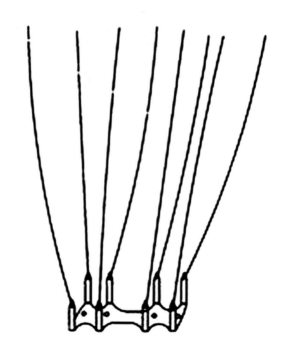

附图 10a　接骨板刺入前全貌

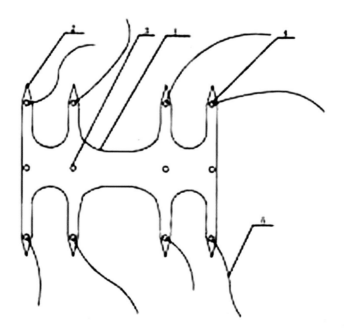

附图 10b　接骨板环抱臂展开时全貌

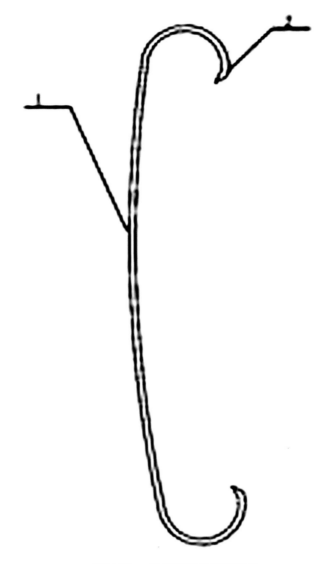

附图 10c　接骨板环抱后侧面观

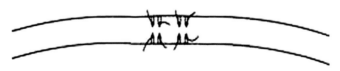

附图 10d　接骨板刺入环抱后胸内面观

操作方法:首先从三维重建肋骨 CT 或胸片量取需要固定肋骨断端的宽度厚度,选择合型号曲度的镍钛可记忆合金肋骨板,将其放入盛有冰水的腔镜专用标本收集袋中,将抱臂张开塑形,使用时冰盐水下将抱臂撑开,将收集袋送至断端骨折处,敞开收集袋,用胸腔镜下潜行引线器将抱臂牵引线从骨折处肋骨上下缘引出胸腔外(附图 11),使用胸腔镜下多角度骨钉骨板抓持钳协助,调整好需要固定肋骨的边距角度后迅速将线拉紧使抱臂尖端刺入骨折肋骨上下缘,随着体温升高,记忆合金抱臂将收拢,将骨折肋骨断端环抱,起到固定作用。

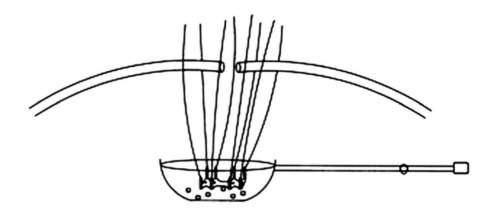

附图 11　胸内植入演示

(二)固定方法 2:使用可吸收肋骨钉固定

使用器械:①胸腔镜下多角度肋骨断端扩髓器,一种胸腔镜下专用多角度肋骨断端扩髓器,由手柄、连接杆、枪刺状扩髓头组成(附图 12)。②胸腔镜下多角度骨钉骨板抓持钳,它由双环状手柄、手柄咬合齿、钳翼、菱形三关节、凹形内齿状持钉头组成。凹形内齿,闭合时可以将骨钉夹持其内(附图 13)。

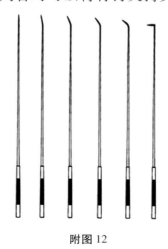

附图 12

操作方法:选择合适肋骨曲度角度的胸腔镜下肋骨断端扩髓器,从设计好的操作孔在胸腔镜下接近骨折断端,牵开断端肋骨,在两骨折断端扩髓后牵开肋骨(附图14),用胸腔镜下多角度骨钉骨板抓持钳将被夹持的肋骨钉插入,再用胸腔镜下胸内潜行套管引线器多次穿刺引线加强捆绑,提高稳定性。

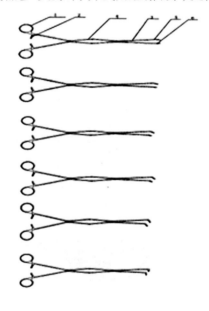

附图13

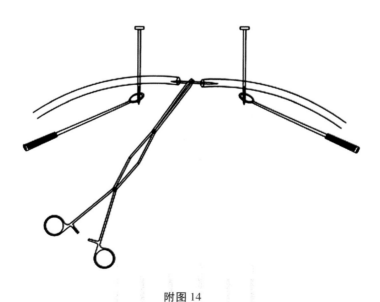

附图14

六、动物实验操作实景图

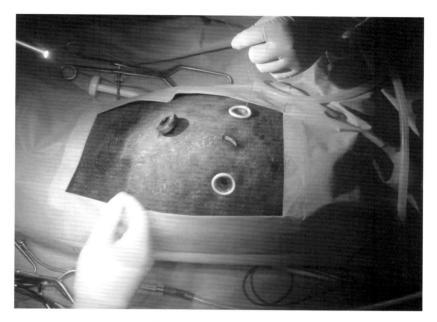

附图 15 – 1　实验动物切口

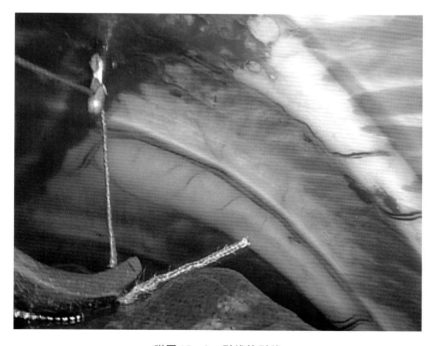

附图 15 – 2　引线钩引线

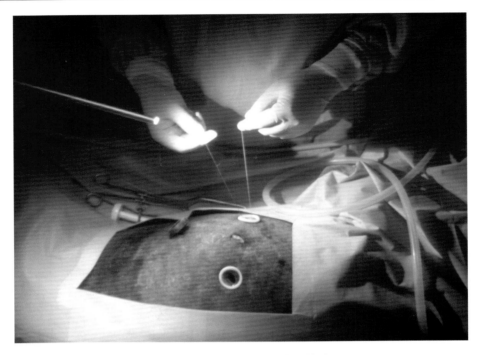

附图 15 - 3　引线跨肋后牵出体外

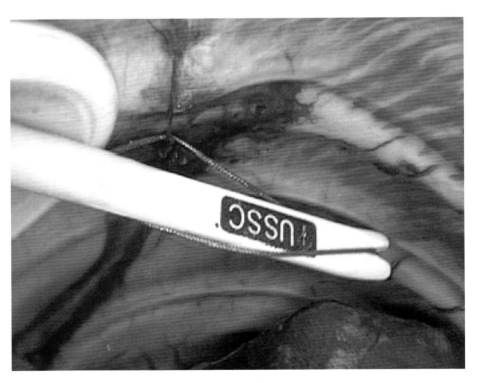

附图 15 - 4　胸腔内打结

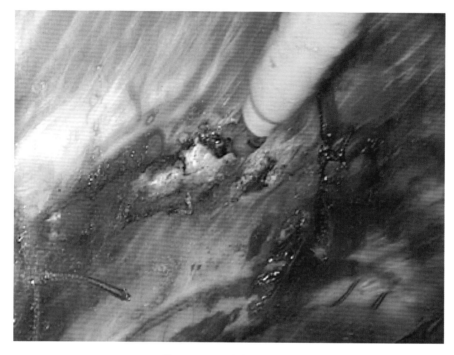

附图 15 – 5　胸内骨膜切开

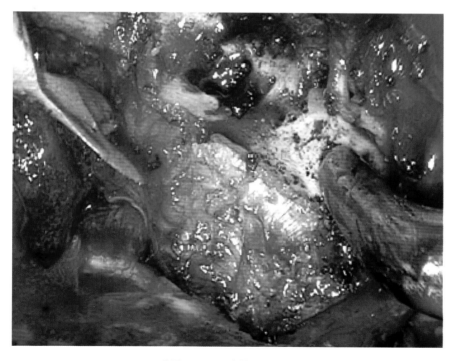

附图 15 – 6　肋骨断端剥离

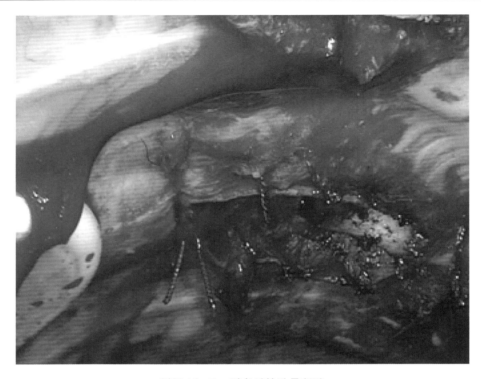

附图 15 - 7　剥离后的肋骨断端

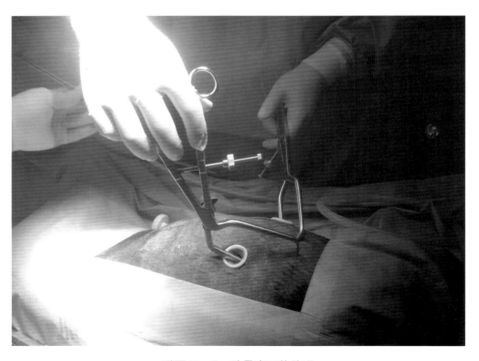

附图 15 - 8　肋骨牵开体外观

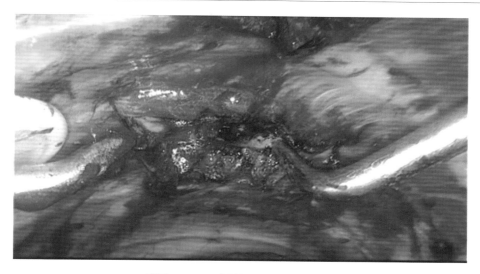

附图 15 - 9　肋骨钳胸腔内牵开断端

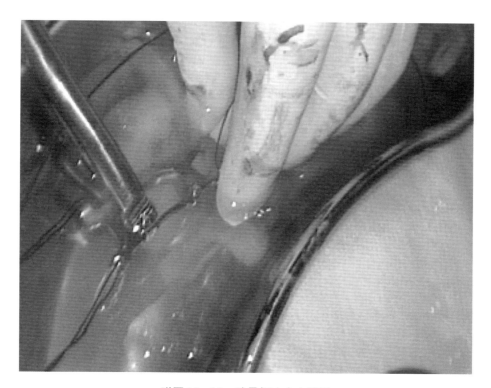

附图 15 - 10　肋骨板冰水中撑开

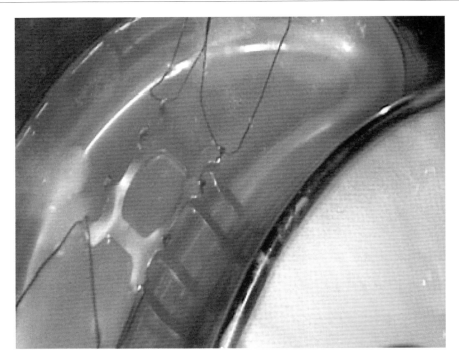

附图 15 – 11   肋骨板冰水中撑开同牵引线备用

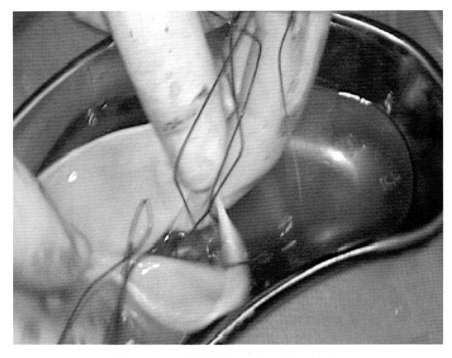

附图 15 – 12   将骨板放入盛有冰水的手套袋内

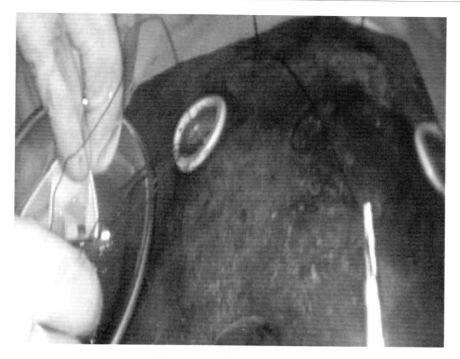

附图 15 - 13 牵引线进入胸腔

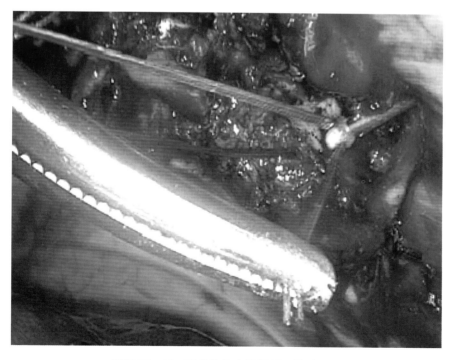

附图 15 - 14 引线钩将牵引线引入体外瞬间

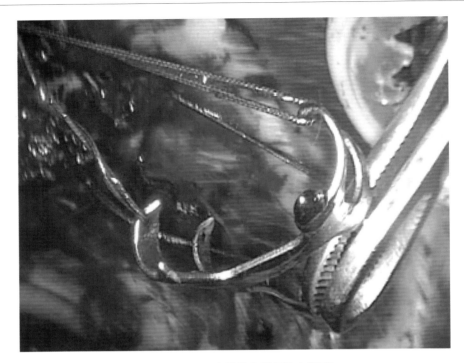

附图 15 - 15　牵引线将骨板拖入断端

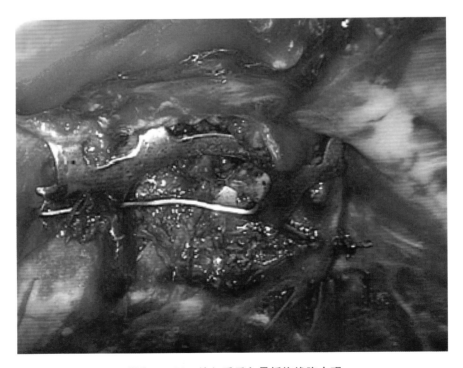

附图 15 - 16　植入后反向骨板抱拢胸内观

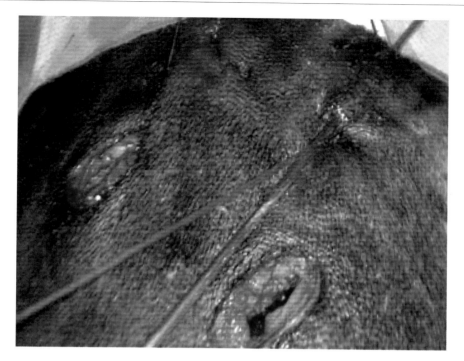

附图 15 - 17　植入后牵引线皮下打结加强捆绑

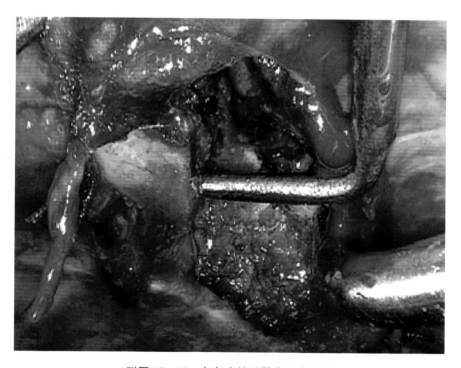

附图 15 - 18　多角度扩髓器胸腔内扩髓

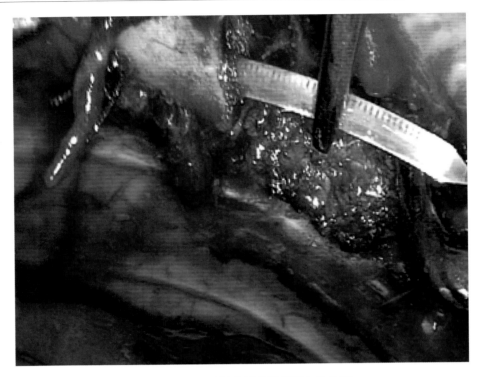

附图 15 – 19　肋骨断端扩髓后插入肋骨钉

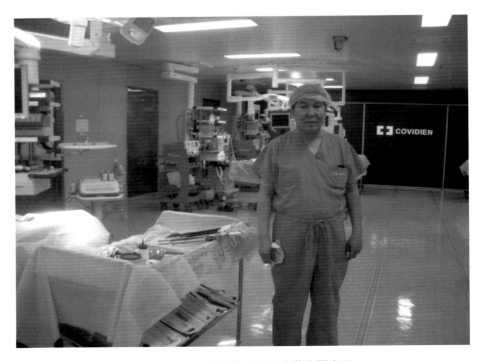

附图 15 – 20　原创技术发明人苏志勇主任

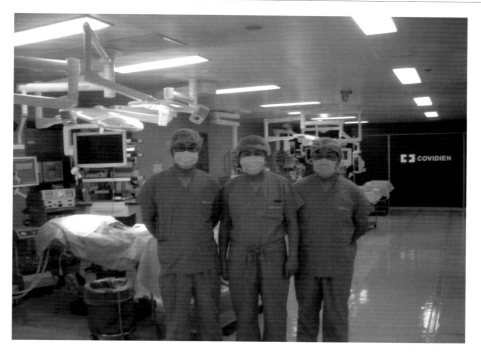

附图 15－21　柯慧腔镜动物实验室

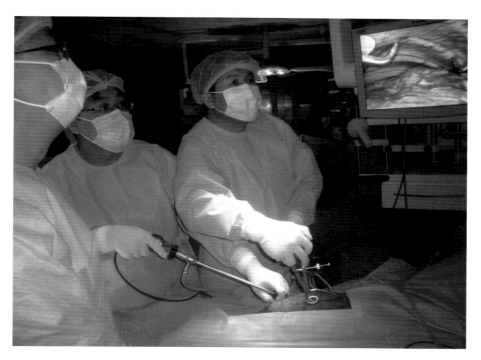

附图 15－22　苏志勇主任在操作中

　　胸部创伤无论在战时或平时均占有重要的地位,其病情危重,死亡率高,是威胁生命的重要杀手。至今为止对于肋骨骨折均采用常规大切口,开胸后采用克式针、骨板环抱器、记忆合金骨板、可吸收肋骨钉等不同方法对骨折进行固定,开胸时开胸器势必将没有移位的骨折肋骨撑断分离加重创伤,增加固定根数及花费,创伤大,不符合损伤控制外科(damage control,DC)理念。20世纪90年代后期,电视胸腔镜技术被国内外医师应用于急性开放性血胸、进行性血胸、凝固性血胸、创伤性气胸、肺裂伤修补、创伤性膈肌破裂、气管支气管裂伤、创伤性浮动胸壁、心脏大血管损伤、创伤性乳糜胸与创伤后脓胸等多种类型的胸外伤治疗。但目前检索国内外文献,迄今为止世界范围内只有 Mohsen Karami 医师采用胸腔镜辅助在矫治脊柱畸形患者中,成功地切除了靠近脊柱的几根肋骨。国内医师应用胸腔镜对浮动胸壁行穿钢丝线悬吊引出体外,钢板钻孔外固定术和经体外切口进行外固定的报道。尚无在全腔镜下将骨钉骨板从胸腔内植入的报0道。其难点在于如何在镜下进行牵开、剥离、没有适合的固定材料及器械,我们根据近几年在重症胸外伤开放手术及内固定材料的研究所取得的初步研究成果,同时结合我们在电视胸腔镜方面的经验,对肋骨骨折进行了影像学分区。自主研发了系列镜下操作器械,探索用全电视胸腔下将骨板骨钉从胸腔内进行植入,在手术控制肋间出血、游离显露肋骨断端、牵开骨折断端、对位固定、腔镜下植入等不同阶段设计了全新的手术方法。

　　我们认为目前其手术禁忌症是:①腔镜下不能修复的胸内大血管出血及重要脏器伤是绝对禁忌;②肩胛下区骨折;③胸骨旁区骨折－胸骨至肋软骨交界;④锁骨区骨折—第二肋以上;⑤膈肌区骨折第11,12肋;⑥脊柱旁区骨折—横突内2厘米。

　　适应症选择是:特别适合腋下、前后及侧胸壁的单发或多发骨折或同时合并部分在腔镜下可修复的脏器血管损伤者也适合。

　　植入时根据外伤肋骨骨折位置选取合适的进镜孔、操作孔,设计切口的几个原则:①遵循常规腔镜操作经验,设计切口时要根据骨折端位置,可能出现的胸内脏器血管损伤,综合考虑分布切口;②最好操作孔及进镜孔处有骨折断端,方便内外结合固定,节省手术时间;③要考虑出血脏器损伤的部位,方便止血修补或中专开胸;④操作孔可以3~5个。

(苏志勇)